MON CAHIER GAINAGE

JESSICA XAVIER
ET ADAMS SOULAIMANE

ILLUSTRATIONS
AXURIDE (INTÉRIEUR)
ET ISABELLE MAROGER (COUVERTURE)

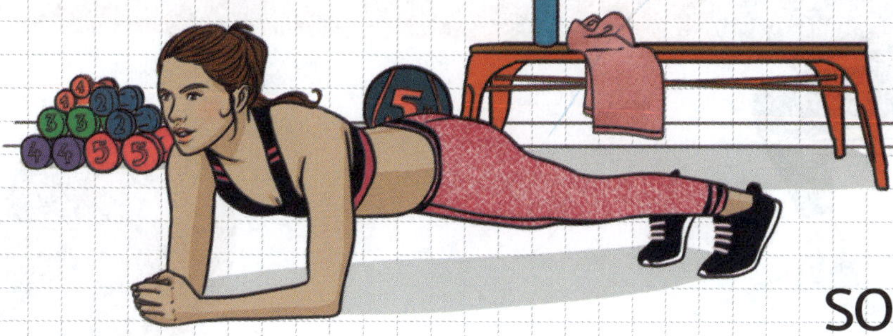

SOLAR EDITIONS

SOMMAIRE

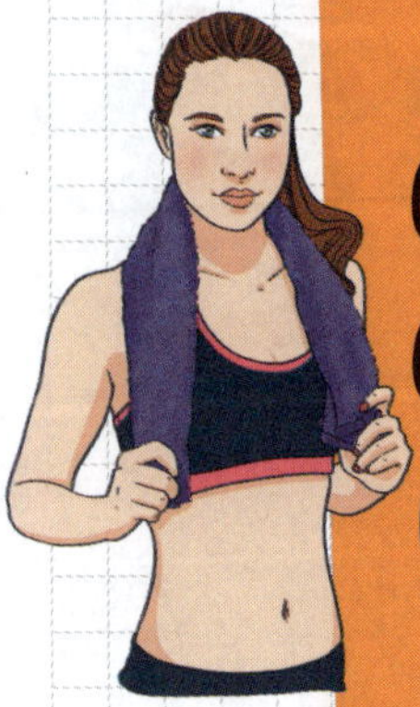

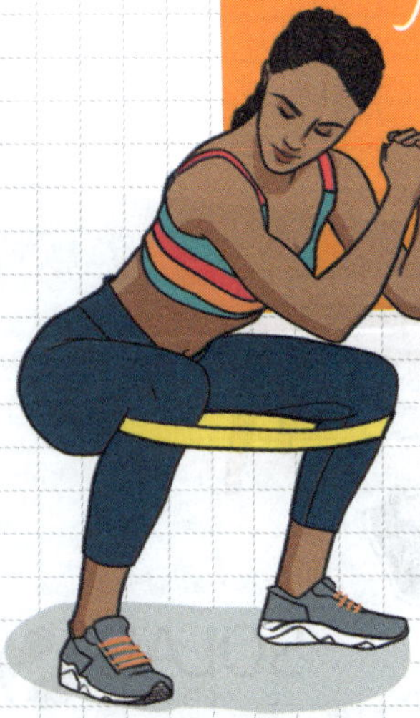

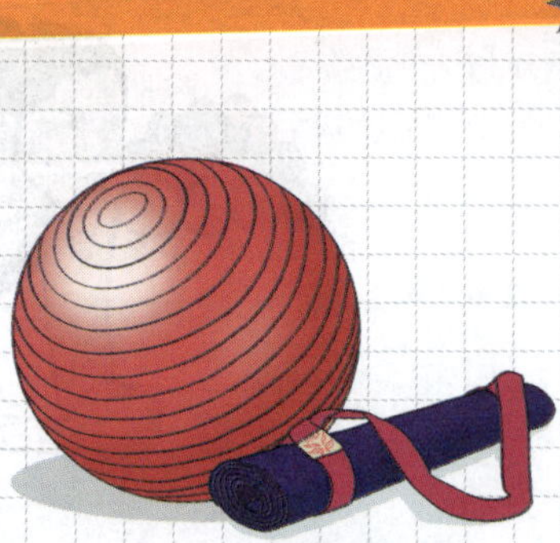

Introduction

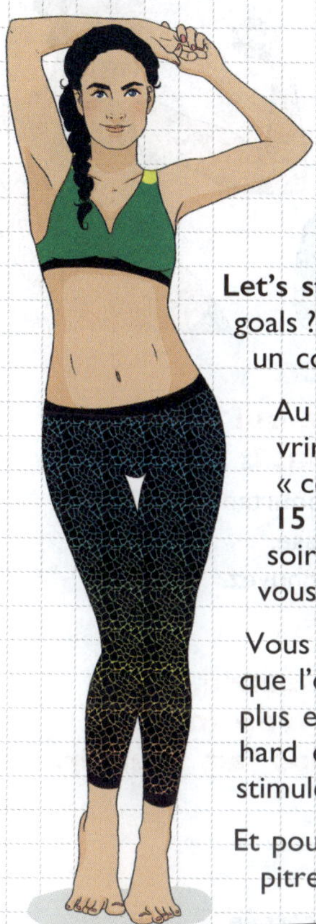

Le gainage, c'est votre nouvel allié forme et silhouette ! Accessible à toutes, il aide à se dessiner un corps tonique, fit et harmonieux. Grâce à cette méthode, vous renforcez en profondeur l'ensemble de votre chaîne musculaire pour un corps plus mince, raffermi et un dos plus fort !

Let's start pour un programme de 8 semaines de gainage intense ! Vos goals ? Vous affûter, renforcer et développer vos muscles profonds. À la clé, un corps puissant et plus résistant à l'effort.

Au cours de ces 8 semaines de training de haute voltige, vous allez découvrir toutes les facettes du gainage qui cible en priorité les muscles du « core » (centre du corps : abdos, dos, cuisses et fessiers). **Tous les 15 jours, les trainings grimpent en intensité.** Instabilité, poids, accessoires vous obligent à sortir de votre zone de confort... Zéro routine, vous progressez avec un max de plaisir !

Vous constaterez que ce programme combine les meilleurs exos de gainage que l'on retrouve en Pilates et en fitness. Pourquoi ? Parce que ce sont les plus efficaces pour atteindre votre objectif, ils exigent un travail de gainage hard et ciblé, tous les muscles de la sangle abdominale sont parfaitement stimulés, comme toute la silhouette ! Préparez-vous à transpirer !

Et pour atteindre votre objectif minceur, des conseils tout au long des chapitres vous aident à composer la diète idéale de la fit-girl super gainée.

Explosez vos potentiels et révélez maintenant la silhouette fit, glam et galbée qui vous va si bien !

Go, go, coach !
Notre auteur et coach, Adams, vous a créé un programme comme en coaching. Résultats garantis !

Test : Prête à « dé-gainer » ?

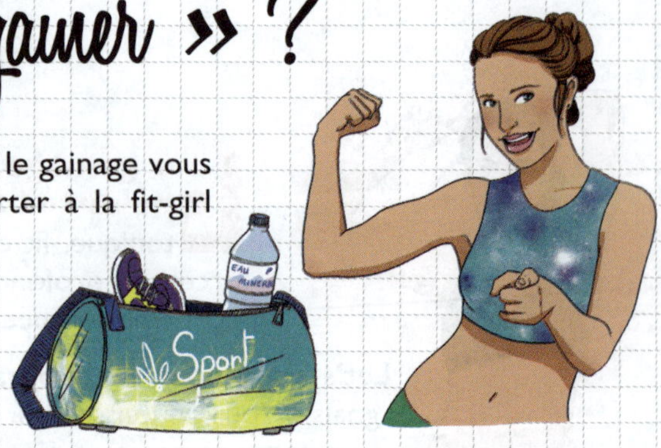

Si vous tenez ce cahier entre vos mains, c'est que le gainage vous intéresse. Mais qu'est-ce que le gainage va apporter à la fit-girl que vous êtes ? Pour le savoir, faites le test !

On vous dit « planche », vous pensez ?

- ● Fromage.
- ▲ Souffrance.
- ◆ Mao Weidong, le recordman en la matière (8 h, 1 min et 1 s).

La partie de votre corps que vous préférez ?

- ▲ Vos fesses.
- ◆ Votre ventre.
- ● Vos… mains ?

Vos lombaires vous font souffrir ?

- ● Assez souvent.
- ◆ Pas vraiment.
- ◆ Sur certains exercices.

À quel rythme faites-vous du sport ?

- ◆ Au moins 3 fois par semaine.
- ▲ 1 à 2 fois par semaine.
- ● Quand vous avez le temps.

Grâce au gainage, vous souhaitez…

- ▲ Sculpter vos abdos.
- ◆ Améliorer vos capacités sportives.
- ● Travailler l'ensemble de votre corps et vous tonifier.

L'activité physique qui vous correspond le moins ?

- ◆ Le yoga, vous avez pourtant besoin de gagner en souplesse.
- ▲ Le run, vous vous ennuyez.
- ● Le HIIT, trop intense.

À votre dernière séance, vous avez un peu trop forcé et votre genou vous fait souffrir. Que faites-vous ?

- ◆ Vous allez nager.
- ▲ Vous vous reposez.
- ● Vous n'êtes pas concernée, vous ne sortez jamais de votre zone de confort !

Faites les comptes !

●	▲	◆
A	B	C

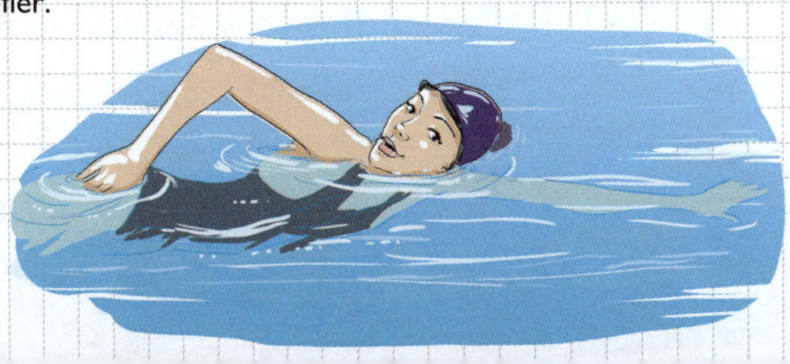

Vous avez une majorité de ● : *Le gainage va sculpter votre silhouette.*

Le moins que l'on puisse dire, c'est que vous n'êtes pas accro au sport. Vous savez qu'il est bon de se bouger pour la santé et la silhouette, mais le sport ne s'inscrit pas encore dans votre routine.

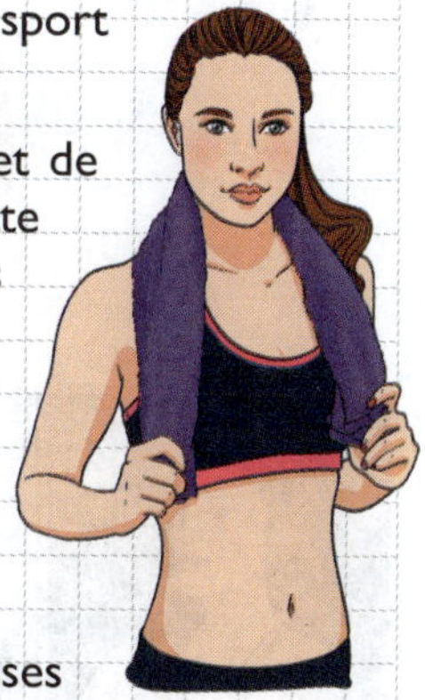

→ Avec le gainage, vous allez aimer l'effort, car la méthode permet de vous entraîner à votre rythme tout en vous garantissant une silhouette harmonieuse. Oui, vous allez gagner en total body toning, avec un focus niveau « abs » (#timetochallenge), car le gainage, c'est le training spécial tonification du centre du corps (abdos, fessiers et cuisses). Cependant, si vous voulez perdre du poids, le gainage seul ne suffira pas, car il ne permet pas de brûler suffisamment de calories. Pour ce faire, vous devrez mixer gainage et cardio. Ça tombe bien, on a prévu en complément un training spécial minceur ! À vous, le ventre plus plat, le body plus ferme et les graisses dégommées ! (#no excuse)

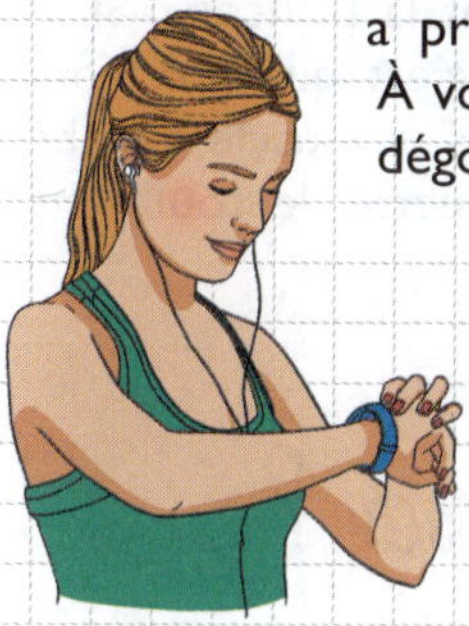

Vous avez une majorité de ▲ : *Le gainage va vous aider à tonifier votre ventre.*

Vous faites du sport de façon régulière, mais sauter une séance ne vous pose aucun problème. Votre petit bidon fait de la résistance et vous rêvez d'un ventre plat ?

→ Avec le gainage, vous allez mettre un coup de boost pour dessiner votre sangle abdominale. Si, en plus, vous associez vos séances à une diète spéciale fit-girl, vous allez voir vos abdos se transformer (#corsettraining, #bodyabs), atteindre vos objectifs et bien plus encore ! Car, grâce à notre programme, c'est l'ensemble de votre silhouette que vous allez affûter. Et comme le gainage ne suffit pas à lui seul pour réduire la masse grasse, on a prévu pour vous une activité cardio afin de puiser dans vos réserves. Infaillible !

Vous avez une majorité de ◆ : *Le gainage va vous donner force et puissance !*

Le sport fait partie de votre quotidien, ou presque, et vous avez envie de progresser davantage…

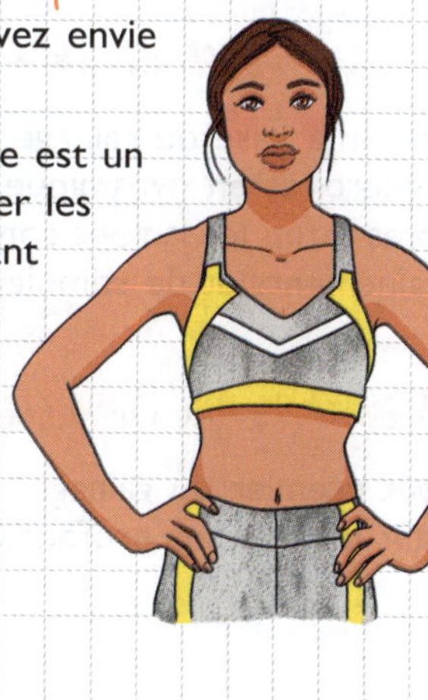

→ Avec le gainage, vous avez fait le bon choix ! Le gainage est un excellent complément à votre activité habituelle qui va renforcer les muscles profonds de votre « core ». Un centre du corps puissant et tonique est le secret pour performer sans se blesser, comme vous le savez ! Vous connaissez tous les bénéfices qu'apportent des muscles profonds dynamiques et renforcés, vous savez que, grâce à eux, vous améliorez votre stabilité sur tous les exercices dynamiques et de renforcement musculaire. À l'abri des blessures (ou presque), vous allez surpasser tous vos RP !

Chapitre 1

Objectif gainage !

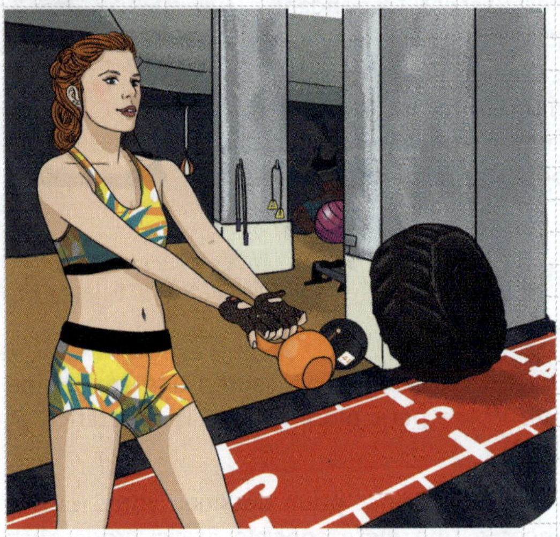

Qui n'a pas entendu parler des plank challenges, ces challenges ultra populaires sur le Web qui promettent un « flat tummy » (ventre plat) en 1 mois en faisant la planche ? Si le gainage est si tendance, c'est qu'en renforçant les muscles profonds, il muscle les abs et l'ensemble de la silhouette, le tout sans risque de blessures.

Le gainage, quèsaco ?

Le principe ? Des exos statiques !

Le gainage est une méthode d'entraînement qui sollicite les muscles en contraction isométrique, c'est-à-dire sans mouvement. Il s'agit de tenir la posture le plus longtemps possible pour fatiguer le muscle. En travaillant en profondeur, le gainage garantit des muscles plus forts et fins. Zéro effet gonflette à craindre ! Le gainage cible en priorité la sangle abdominale, mais c'est l'ensemble de la silhouette qui en tire un bénéfice (puissance, résistance, raffermissement).

Mais aussi quelques exos dynamiques !

Même si la base du gainage est de tenir une posture statique, il n'est pas rare de trouver des exercices en dynamique. Dans ce cas, la sangle abdominale est gainée (statique) quand les bras et/ou les jambes sont en mouvement. Le gainage dynamique permet d'intensifier les entraînements et de stimuler d'autres muscles.

Des exercices qui travaillent les abdos

Le but premier du gainage est de renforcer la sangle abdominale et les lombaires. En travaillant les muscles profonds, il participe à révéler les abdos et gainer la taille.

Comment ça se passe au niveau des muscles ?

Savez-vous ce que cache ce petit ventre qui refuse parfois de s'aplanir ? Savez-vous qu'en fait les abdos sont constitués de plusieurs groupes musculaires : le grand droit, les obliques internes et externes et le transverse ? Avant de les faire chauffer, mieux vaut savoir comment ils fonctionnent !

Le grand droit

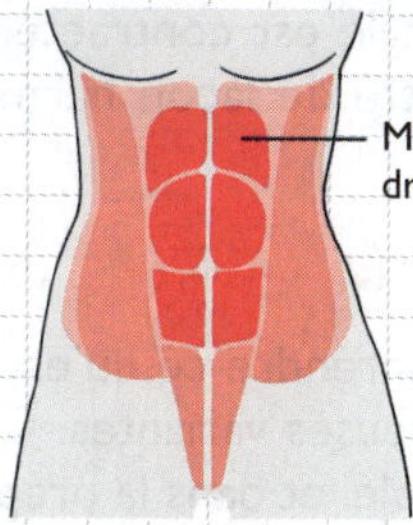

Situé sous la poitrine jusqu'au pubis, le grand droit est certainement le plus connu des muscles abdominaux, et pour cause : quand vous cherchez à vous sculpter des tablettes de chocolat, c'est lui que vous sollicitez ! C'est un muscle superficiel des abdos. Il sert à vous baisser. Au cours de ce programme, il sera sollicité en « mode actif » (relevé de buste) sur des exercices comme le bateau, le V-Pass, l'abdo toe touch (voir p. 53, 65 et 69), mais aussi sur des exos statiques comme la planche (voir p. 20).

Pourquoi c'est bien de le solliciter ? Même si le but principal du gainage n'est pas de travailler ce muscle, certains exercices le sollicitent tout de même, histoire d'avoir de beaux abdos visibles et dessinés !

Les obliques internes et externes

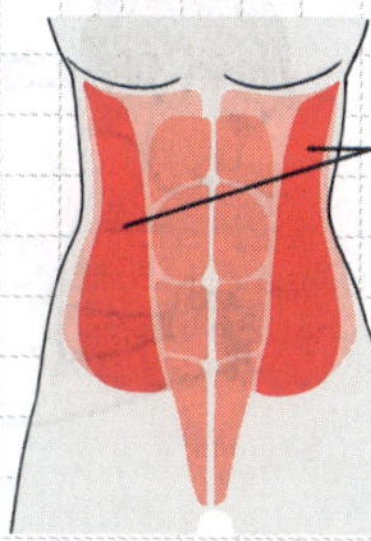

Ces muscles superficiels correspondent aux fibres musculaires perpendiculaires au grand droit. L'oblique externe se trouve sur le côté de l'abdomen, il relie le grand droit (ventre) au grand dorsal (dos). L'oblique interne se situe en dessous, pris en sandwich entre le grand oblique (muscle superficiel à l'avant du ventre) et le transverse (muscle profond). Ils vous servent à vous tourner de droite à gauche, à vous pencher sur les côtés. En gainage, on les mobilise avec tous les exercices de torsion du buste (side kick, abdos twist, planche latérale, voir p. 52-53 et 22).

Pourquoi c'est bien de les solliciter ? Pour affiner votre taille !

Le transverse

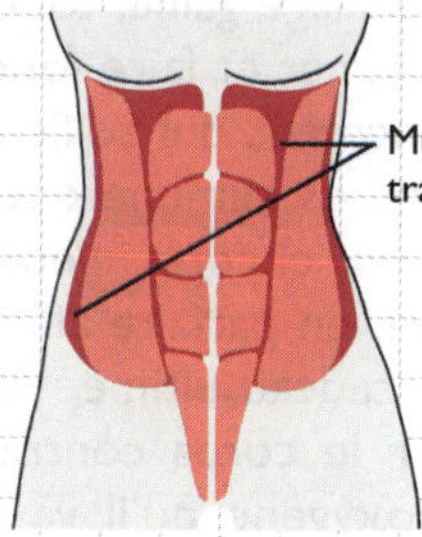

Caché sous les obliques (sur les côtés) et le grand droit (devant), le transverse est le muscle le plus profond des abdos. S'il ne se voit pas, contrairement au grand droit (le muscle du six pack), il ne faut pas le négliger. C'est un muscle stabilisateur du tronc qui gaine le ventre pour paraître plus mince ! Avec ses fibres musculaires à l'horizontale, il forme une véritable ceinture gainante qui maintient les viscères. Il sert également à l'expiration quand vous respirez. S'il est relâché, les viscères basculent vers l'avant et le bas, ce qui crée le petit bidon. Bien musclé, il vous assure un ventre plus plat. En gainage, il est constamment engagé et sollicité. Avec ce programme, vous allez vous forger un transverse mega strong !

Pourquoi c'est bien de le solliciter ? Pour avoir un ventre plat !

Mais le gainage, ça travaille aussi tout le corps !

Vous l'avez compris, le gainage, ce n'est pas uniquement un focus sur la sangle abdominale. Par exemple, avec un exercice de planche latérale sur un pied et une main, la jambe et le bras sont aussi sollicités. Sur un donkey kick (voir p. 34), les fessiers travaillent aussi alors que la sangle est contractée. Voilà bien l'atout principal du gainage : sculpter l'ensemble de la silhouette de façon harmonieuse.

La star du gainage : la planche !

Pour comprendre ce qu'est le gainage, pensez à sa star : la planche ! La planche (ou *plank*) a de nombreuses variantes. Cet exercice est super connu car il est beaucoup utilisé en Pilates, par exemple, et dans la préparation physique de nombreux sports (foot, running). La planche sollicite aussi bien l'avant que l'arrière du corps. Elle stimule différents groupes musculaires (abdos, fessiers, bras, cuisses) en toute sécurité, sans traumas pour vos articulations. La planche demande de mobiliser et coordonner l'ensemble des muscles postérieurs (cuisses, triceps, épaules). Bref, elle muscle toute la silhouette harmonieusement !

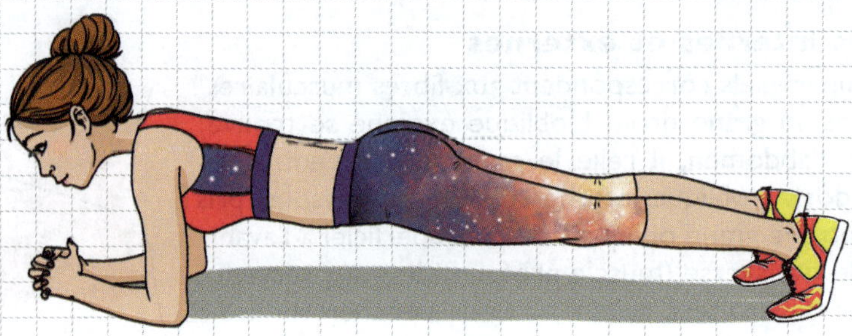

Du gainage en version super minceur !

Mais si le gainage gaine, tonifie, renforce, affûte, il ne vous fera pas perdre un max de poids. Pour dégommer et faire fondre la masse grasse, vous devez coupler vos séances à du cardio (un entraînement qui sollicite le cœur et qui essouffle très rapidement). Par exemple, des sports intenses sur une courte durée, comme le HIIT (entraînement à intervalle de haute intensité) ou, encore mieux, frottez-vous à notre séance cardio power à haute intensité (voir p. 36), en parfaite affinité avec ce programme. Vous brûlez un max d'énergie pendant l'effort et, cadeau ultime, vous continuez à brûler en phase de récup' (car le corps contracte pendant l'effort une dette en oxygène qu'il va tenter de compenser après la séance en brûlant plus de calories) !

Et comme une bonne nouvelle n'arrive jamais seule, on a prévu une alimentation spéciale ventre plat pour dégommer la graisse récalcitrante, affiner encore votre ventre et rendre vos abdos visibles.

5 bonnes raisons de vous gainer

Pour être sexy !

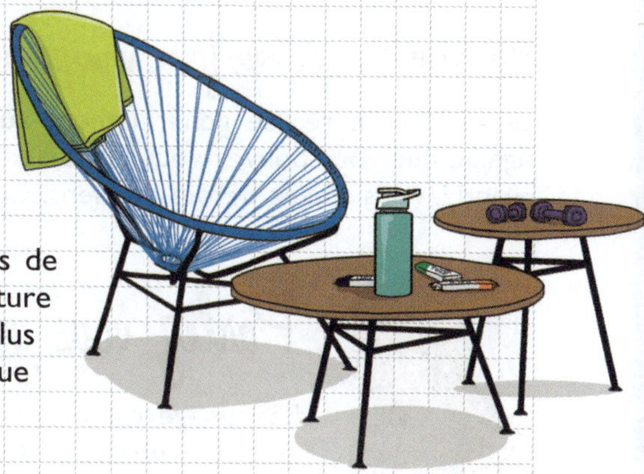

Avoir le ventre plat ne sert pas juste à se sentir sexy en bikini… Les muscles abdominaux maintiennent les viscères, ce qui empêche le ventre de plonger en avant, à la colonne de se « tordre » et de vous donner un air relâché, avachi. Des muscles de la sangle abdominale forts vous garantissent une posture plus belle, vous paraissez plus élancée, plus mince, plus dynamique et sûre de vous. Bref, vous dégagez quelque chose de volontaire et d'ultra positif !

Pour avoir un corps fit !

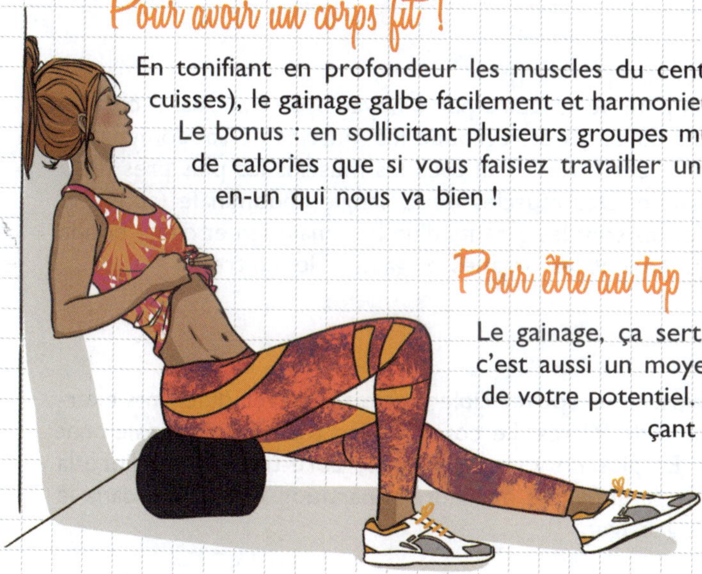

En tonifiant en profondeur les muscles du centre du corps (fessiers, ventre, dos, cuisses), le gainage galbe facilement et harmonieusement l'ensemble de la silhouette. Le bonus : en sollicitant plusieurs groupes musculaires à la fois, vous brûlez plus de calories que si vous faisiez travailler un seul groupe musculaire. Un deux-en-un qui nous va bien !

Pour être au top !

Le gainage, ça sert à avoir une belle shape, ok, mais c'est aussi un moyen d'être au top de votre forme et de votre potentiel. Un vrai sport feel good ! En renforçant les muscles profonds qui protègent les articulations, il vous rend plus forte au quotidien. Les articulations ainsi que les tendons deviennent plus solides. Vous êtes vous-même plus résistante et plus endurante à l'effort. Une meilleure constitution très utile dans vos autres activités sportives et dans la vie de tous les jours ! *Girl power !*

Parce que ça brûle plus de calories au repos

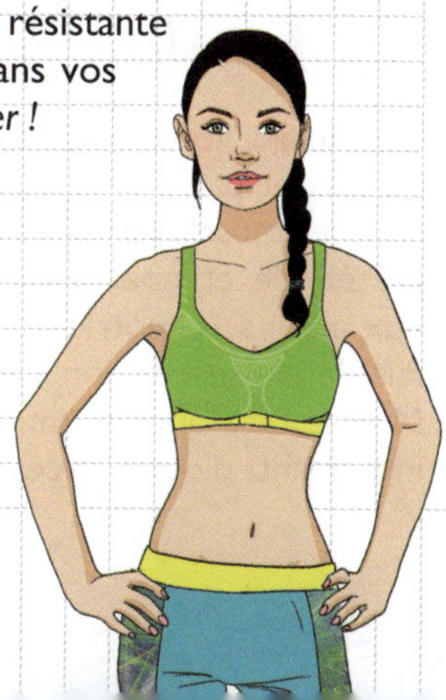

On le sait, le muscle est énergivore, c'est même l'élément qui consomme le plus de calories au repos dans notre organisme. Avec le gainage, vous augmentez votre masse musculaire, ce qui booste votre métabolisme de base (énergie consommée au repos). Plus vous êtes musclée et tonique, plus vous augmentez vos dépenses énergétiques au repos et plus vous avez de chances de garder la ligne. CQFD !

Parce qu'on peut en faire n'importe où, n'importe quand

Le gainage se réalise généralement au poids du corps. Ce qui signifie que vous pouvez vous entraîner n'importe où, n'importe quand ! Vous n'avez besoin de rien… à part votre motivation !

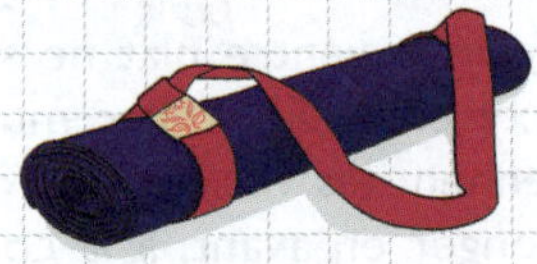

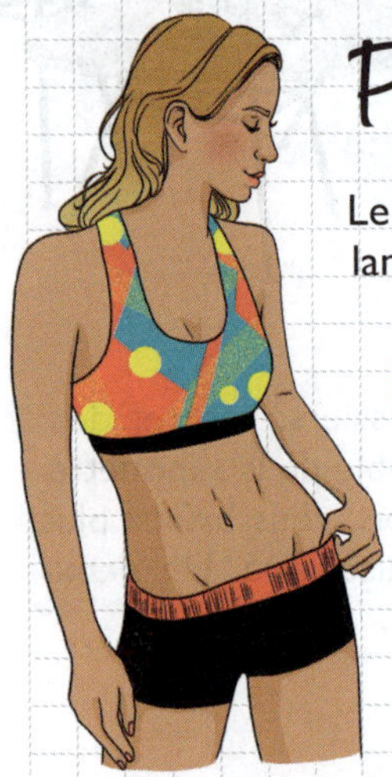

Parlez-vous gainage ?

Le gainage est un univers qui a son propre vocabulaire. Avant de vous lancer, maîtrisez le spirit !

Core

Ce mot anglais peut se traduire par « noyau » en français. Il correspond au centre du corps et regroupe les muscles de l'abdomen, des hanches, du dos, des fesses, bref tous les muscles les plus près de la colonne vertébrale. Des muscles de la sangle abdominale (abdos et vertèbres) renforcés sont les garants d'un bon maintien et d'une bonne posture, ils soutiennent les organes et gainent le ventre.

Core-training

C'est l'entraînement du centre du corps. Vous pouvez cibler cette zone avec différents exercices de fitness, cross-training et même de Pilates Le core-training travaille principalement abdos, lombaires, cuisses et fessiers. En plus de vous muscler, le core-training améliore la stabilité, la coordination, la posture et garantit une meilleure répartition des forces dans le corps. Il fait partie de tout travail de gainage.

Muscles profonds & muscles superficiels

En gainage, vous allez travailler en priorité les muscles profonds, mais les muscles superficiels ne seront pas en reste. Pour faire simple, les muscles profonds, même s'ils sont invisibles, sont les muscles les plus importants. Ils assurent la stabilité de la colonne vertébrale et une bonne motricité. Les muscles superficiels servent eux aussi à la motricité, ce sont ces muscles que l'on voit quand on fait de la musculation dans le but de les faire grossir (hypertrophie). Muscles profonds et muscles superficiels ont tous un rôle à jouer très important, d'où la nécessité de n'en négliger aucun !

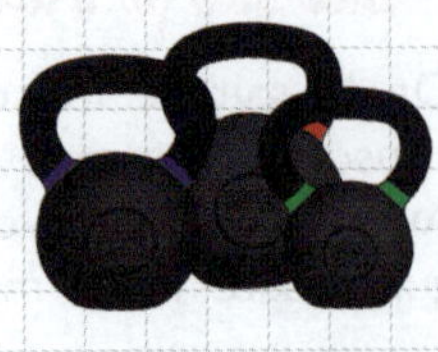

Isoler et mobiliser

Quand vous isolez et mobilisez, vous ciblez un groupe musculaire précis et le maintenez en contraction pendant que le reste du corps demeure immobile. C'est le cas notamment avec le donkey kick (voir p. 34) qui isole et fait travailler les muscles du fessier pendant que le reste du corps ne bouge pas.

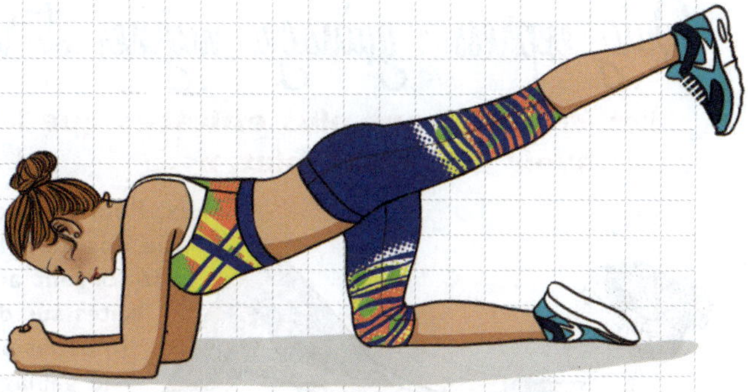

Poids du corps

Les exos de gainage se pratiquent généralement au poids du corps (*body weight* en anglais), ce qui signifie que vous travaillez en résistance sans aucun accessoire ni charge. Dans ce cahier, afin de corser les trainings, nous avons intégré des accessoires sur certaines séances. Libre à vous de les utiliser. Vous préférez vous en tenir au poids du corps ? Vos muscles vont tout de même brûler, *no problem* !

Proprioception

La notion de proprioception est importante en gainage, notamment dans les exercices d'instabilité où les points d'appui sont réduits (planche sur un bras et une jambe), les exos où vous devez tenir la posture sur un Swissball® ou un ballon lesté (voir p. 75). La proprioception, c'est la conscience qu'a votre cerveau (via le système nerveux) de votre position et des mouvements de votre corps. Une bonne proprioception vous rend adroite. Entraîner sa proprioception améliore la communication entre le système nerveux et le cerveau, ainsi, les contractions musculaires sont mieux ajustées, pour un meilleur mouvement, plus efficace, un meilleur maintien et un meilleur équilibre.

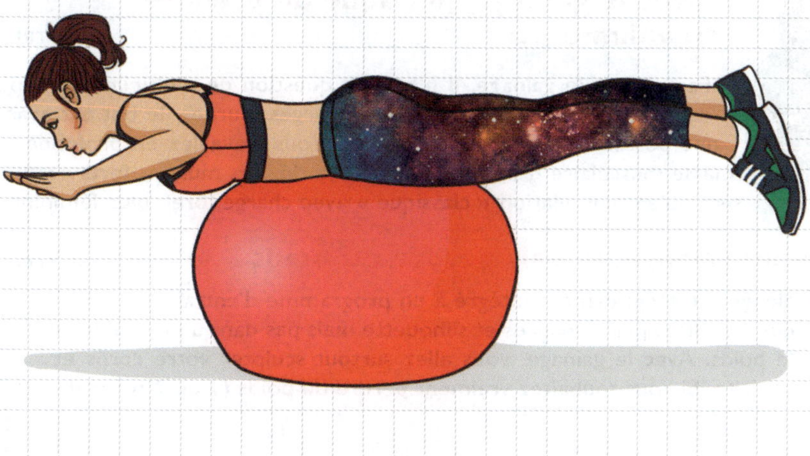

Quiz express : gainage, mythes et réalités

« Les crunchs sont plus efficaces que le gainage pour avoir un ventre plat. » ❑ Vrai ❑ Faux

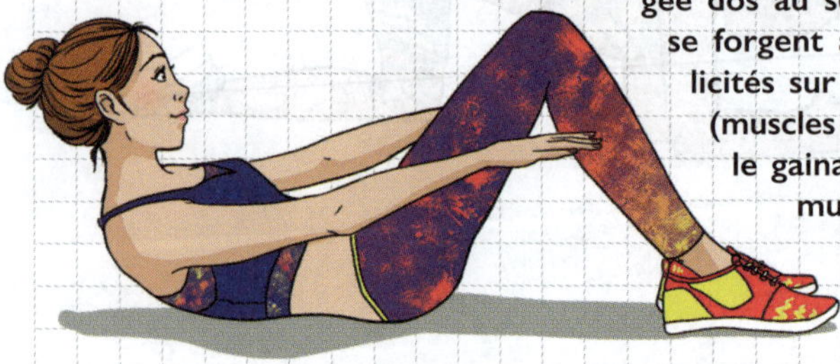

Faux. Pour perdre du ventre, faire des levers de buste allongée dos au sol ne suffit pas. Car les muscles abdominaux se forgent à la fois en surface (muscles superficiels sollicités sur des crunchs, par exemple) et en profondeur (muscles profonds stabilisateurs que vous travaillez avec le gainage). Sans oublier que donner du volume aux muscles superficiels qui sculptent le six pack ne suffira pas si ces muscles sont cachés sous une petite couche de gras, d'où la nécessité d'agir à plusieurs niveaux. Un muscle ne se travaille jamais de façon isolée.

« Faire du gainage permet de brûler plus de calories que des répétitions d'abdos. » ❑ Vrai ❑ Faux

Vrai. Comme on l'a vu, le gainage fait travailler plusieurs groupes musculaires, et plus un corps est musclé, plus il brûle de calories au repos (le fameux métabolisme de base). Ainsi, lorsque vous faites des exercices classiques afin de muscler vos abdos, vous ciblez une zone de façon moins performante qu'avec le gainage, où c'est l'ensemble de la silhouette qui se muscle. Et qui dit « plus de muscles », dit « plus de calories brûlées au repos et, *in fine*, moins de graisses » (à condition de surveiller aussi votre alimentation, l'un ne va pas sans l'autre).

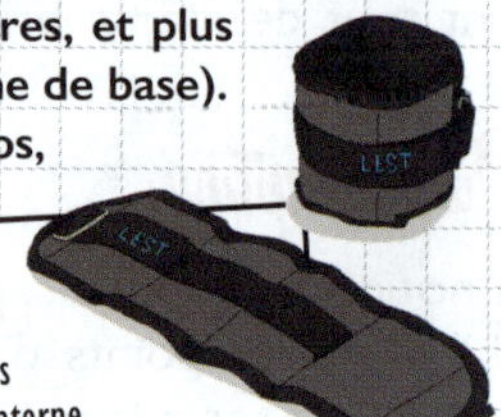

Le métabolisme de base correspond à l'énergie consommée au repos par l'organisme pour assurer ses fonctions vitales. C'est un peu la chaudière interne du corps. Pour une femme sédentaire, les besoins énergétiques minimum sont d'environ 1 200 kcal par jour. Un chiffre qui peut varier un peu d'une femme à l'autre.

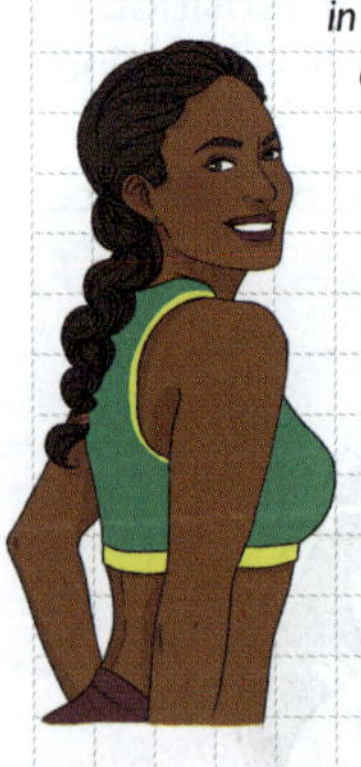

« Avec le gainage, je risque de prendre du volume… » ❑ Vrai ❑ Faux

Faux. Avec le gainage, il n'est pas question de multiplier les répétitions rapides comme en musculation avec des charges lourdes, le but est avant tout de tenir une position pour étirer le muscle. Vous travaillez en profondeur, sans prise de masse musculaire disharmonieuse. À la clé, des muscles forts certes, mais fins, plus secs qu'en musculation « classique » avec charge, bref, plus féminins…

« Grâce au gainage, je vais perdre du poids… » ❑ Vrai ❑ Faux

Faux. Le gainage est généralement intégré à un programme d'entraînement pour ses nombreux bénéfices performances et silhouette mais pas dans un pur objectif de perte de poids. Avec le gainage, vous allez surtout sculpter votre corps et gagner en tonicité Si vous souhaitez vraiment perdre du poids (1 ou 2 tours de

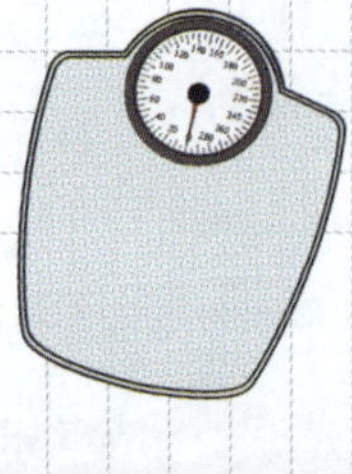

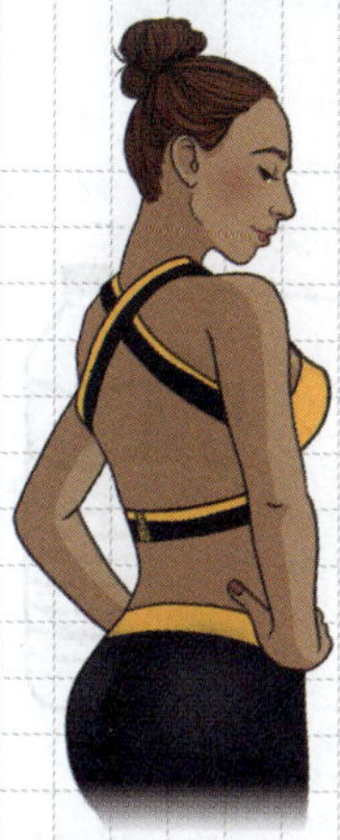

taille, par exemple), il faut miser avant tout sur le cardio pour puiser dans vos réserves. Le gainage viendra alors en renfort pour vous muscler et vous rendre plus tonique.

« Je vais avoir moins mal au dos... » ❑ Vrai ❑ Faux

Vrai. Si vos lombaires vous font parfois souffrir à cause de la sédentarité ou d'une mauvaise position assise, le gainage vous aidera à vous débarrasser de ces douleurs en renforçant la zone lombo-abdominale et en corrigeant une éventuelle faiblesse musculaire. Mais attention, pour être bénéfiques, les exos doivent être bien effectués. Et si les douleurs persistent, direction le médecin, lui seul pourra définir la solution la mieux adaptée à votre problème.

Avant de commencer...

Je m'équipe

Pour bien performer, un bon équipement est indispensable. Il vous permettra de vous entraîner dans de meilleures conditions et d'optimiser vos séances.

Pour vos séances de gainage, vous n'aurez pas besoin de beaucoup d'équipement puisque bon nombre de trainings se font au poids du corps.

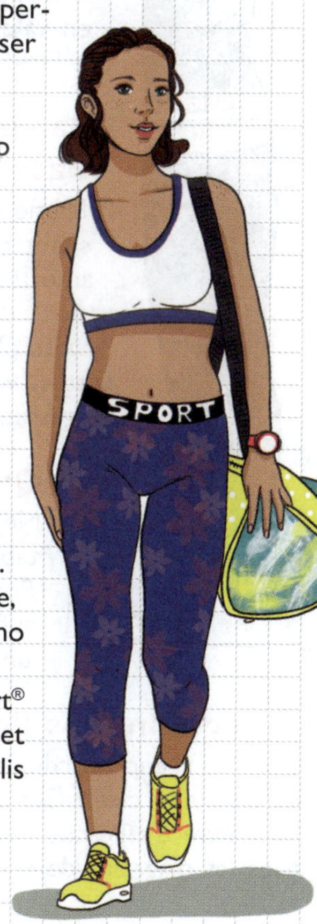

Le must-have : le tapis de yoga

Parce que pratiquer dessus est tout de même plus confortable pour les genoux, le tapis de yoga est presque indispensable. Mais si vous n'en avez pas sous la main, une serviette de plage peut aussi faire l'affaire (en veillant qu'elle ne glisse pas trop sur le sol).

Top chrono : le minuteur

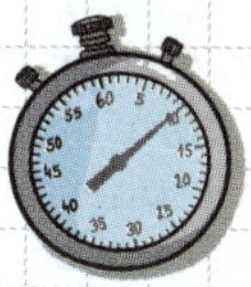

Vous ne pouvez pas faire l'impasse sur un minuteur, il est nécessaire pour chronométrer les temps des exercices. Vous pouvez utiliser le chronomètre de votre téléphone, mais selon les modèles, il vous faudra relancer le chrono à chaque tour.

Plus simple, certaines applis comme Seconds Minuteur Chrono Sport® vous permettent de programmer vos séries avec périodes d'effort et temps de pause. Et la bonne nouvelle, c'est que la plupart de ces applis sont gratuites, aucune raison de vous en priver.

Ma bouteille d'eau sinon rien

L'eau, c'est la vie ! Ne vous entraînez jamais sans une bouteille d'eau à portée de main, surtout en cas de forte chaleur. Même si les séances sont courtes (30 à 40 min environ), vous aurez besoin de boire pendant l'effort. Une bonne hydratation est indispensable pour bien performer. Pour mémoire, 1 % de déshydratation représente 10 % de performances en moins !

Alerte !
Tapis de yoga et bouteille d'eau sont de vrais nids à bactéries. Pensez à les nettoyer après chaque séance, avec un spray aux huiles essentielles pour votre tapis et avec la vaisselle du jour pour la gourde (évitez les bouteilles en plastique PET, elles sont susceptibles de renfermer du bisphénol A et le plastique est soupçonné de migrer vers le contenu).

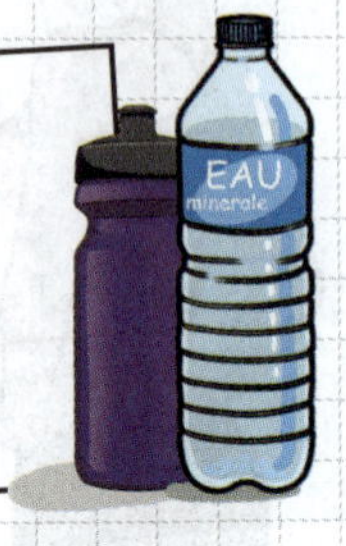

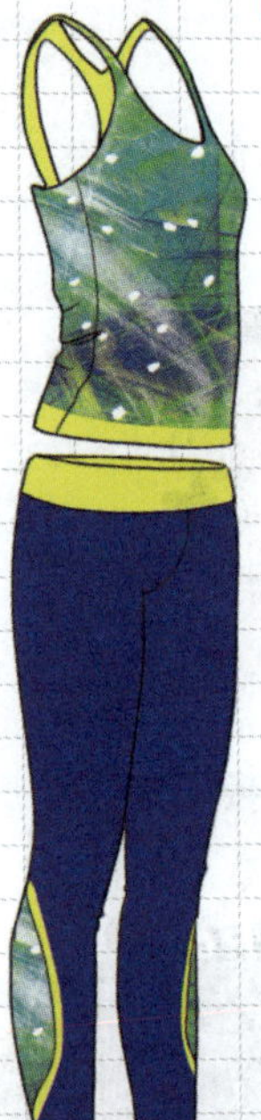

Une tenue au top

Le sport à la maison doit être une source de plaisir qui commence par une tenue dans laquelle vous vous sentez bien. Pas question de sauter dans un vieux jogging tout détendu qui ne boostera ni votre self-estime ni votre motivation ! Optez pour des coupes tendance et girly qui vous mettent en valeur et choisissez des matières respirantes et confortables comme le Dri-Fit chez Nike, le Playdry chez Reebok, le Ceramicool chez Odlo…

Pas de chaussettes mais de bonnes baskets

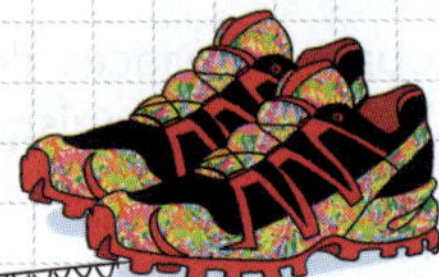

Même si en gainage il n'y a pas d'impacts forts nécessitant des baskets avec un excellent amorti, travaillez tout de même avec des chaussures de fitness plutôt qu'en chaussettes, vous éviterez ainsi les glissades et les blessures.

Attention, 86 % des personnes qui se blessent en fitness portent des runnings, des chaussures non adaptées. En fitness, les flexions/extensions du pied sont 1,7 fois plus importantes qu'en running. Protégez vos pieds et vos chevilles, portez un modèle pour le fitness. *Source : Decathlon Sports Lab.*

Quid de la brassière ?

Ne faites pas l'impasse sur la brassière de sport. Elle doit être confortable, en tissu respirant, avec un maintien adapté à votre poitrine. Pour vos séances de gainage, une brassière à impact léger à modéré suffira : Adidas, Odlo, Puma, Anita Active en font de très stylées avec un maintien correspondant à la pratique du fitness sans forts impacts.

Une brassière de sport réduit de 50 à 70 % les mouvements gênants de la poitrine.

Je n'oublie pas l'élastique !

Dans la séance cardio power de ce programme, vous aurez besoin d'un élastique pour certains exercices. Cet accessoire n'est pas obligatoire mais plus que recommandé pour un maximum d'efficacité. L'idéal est d'opter pour un élastique 4 bandes (une dizaine d'euros dans les magasins de sport).

Je m'organise

Faire du sport seule à la maison demande un engagement plus grand que lorsqu'on est inscrite en salle ou que l'on court avec une copine. Seule face à vous-même, les tentations de zapper votre séance sont grandes. Vous trouverez toujours de « bonnes » excuses pour sauter votre entraînement. Mais accrochez-vous ! Promis, dès que vos trainings feront partie intégrante de votre routine, vous ne pourrez plus vous en passer. Enfiler votre tenue de sport pour transpirer deviendra aussi naturel que vous démaquiller avant de vous coucher !

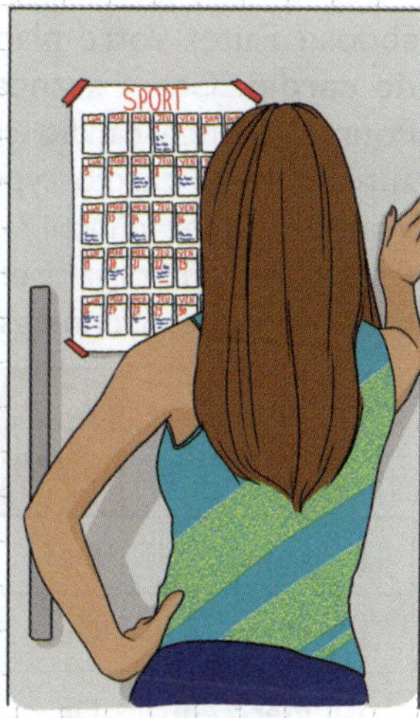

Je me fixe un objectif réaliste

Si vous débutez, inutile de planifier une séance chaque jour. Vous allez très vite fatiguer, voire vous écœurer de l'effort. Côté objectif silhouette, soyez réaliste : vous n'allez pas vous sculpter un booty à la Kim K en 3 séances de gainage. Pour avoir du plaisir à vous entraîner à chaque fois et voir votre progression, soyez cohérente avec vos attentes et votre niveau. Démarrez par exemple avec un objectif de temps raisonnable sur la planche, 30 secondes sans ciller pour les débutantes, c'est un début prometteur.

Côté perte de poids, allez-y par étapes, kilo après kilo, la satisfaction sera plus grande et plus motivante plutôt que de vous fixer une perte de 5 kilos qui demandera plus de temps. En fonction de vos objectifs et de votre niveau actuel, à raison de **3 séances de gainage par semaine**, au bout de 3 semaines, vous allez déjà ressentir les premiers changements. Et si ce n'est pas le cas, ne vous en faites pas, chaque corps réagit différemment. L'important est que votre organisme s'habitue à l'effort et qu'il en redemande ! C'est le meilleur moyen d'aller au bout de ces **8 semaines de training** !

Je me fais un planning et je m'y tiens !

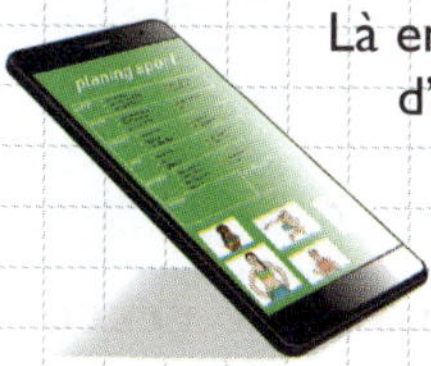

Là encore, si vous travaillez beaucoup, avez une vie sociale full full full et un max d'activités, vous ne pouvez pas prévoir 5 trainings par semaine ! Vos séances de gainage doivent s'intégrer naturellement à votre emploi du temps. Jetez un œil à votre agenda et **définissez où vous pouvez glisser les 3 à 4 séances hebdos prévues pour ce programme sur 8 semaines.** Une fois un rythme établi, vous devez vous y tenir, la constance est la clé de la progression et du succès !

Mon planning gainage pour un corps fit & strong

Vous ne souhaitez pas particulièrement perdre de poids, votre objectif est avant tout de vous tonifier, de vous muscler de manière générale pour gagner en puissance et dessiner vos

abdos ? Faites votre planning en intégrant **3 séances de gainage par semaine + 1 séance de cardio**. Ces 4 séances sont nécessaires pour solliciter l'organisme de façon globale.
Pour la séance cardio supplémentaire, vous avez le choix : le circuit (voir p. 36) ou une autre activité cardio type natation, running, vélo (d'au moins 30 min).
Vous manquez d'inspi ? Votre agenda vous laisse pas mal de liberté et vous ne savez pas trop comment organiser vos séances ? Reportez-vous aux différentes semaines, nous vous proposons des plannings d'entraînement types.

		Mes séances gainage (30 à 40 min selon les séances)	Ma séance cardio (15 à 30 min selon l'activité choisie)
❑	Lundi	De … h à … h.	De … h à … h.
❑	Mardi	De … h à … h.	De … h à … h.
❑	Mercredi	De … h à … h.	De … h à … h.
❑	Jeudi	De … h à … h.	De … h à … h.
❑	Vendredi	De … h à … h.	De … h à … h.
❑	Samedi	De … h à … h.	De … h à … h.
❑	Dimanche	De … h à … h.	De … h à … h.

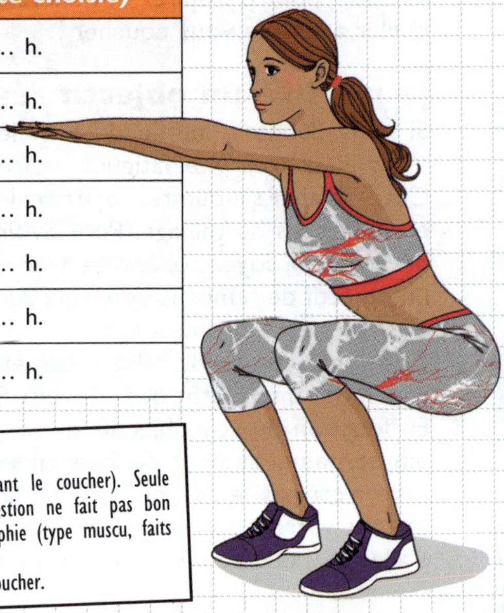

Le meilleur moment pour faire du gainage ?
Celui qui vous convient le mieux, le matin au réveil ou le soir (2 heures avant le coucher). Seule restriction : ne faites pas votre séance juste après le déjeuner, la phase de digestion ne fait pas bon ménage avec l'effort. Ne faites pas non plus de gainage après des exos d'hypertrophie (type muscu, faits pour prendre de la masse, tout le contraire du gainage).
Pour la séance du soir, prévoyez un vrai bon retour au calme avant de vous coucher.

Mon planning weight loss & gainage

Vous souhaitez avant tout perdre du poids mais aussi vous tonifier grâce au gainage ? Associez systématiquement votre circuit gainage à la séance cardio (voir p. 36). Cela donne 1 séance d'1 heure au total (gainage + cardio) qui va vous faire puiser au maximum dans vos réserves énergétiques. Vous en ressortirez totally dead… mais ça en vaut la peine !

Et pour les plus motivées qui veulent une perte de poids encore plus rapide, ajoutez une **4e séance 100 % cardio** dans la semaine selon ce que vous aimez (running, zumba, natation…).

Ce planning est exigeant, vous n'aurez d'autre choix que de respecter une journée off, 1 jour sur 2, si vous voulez tenir la cadence !

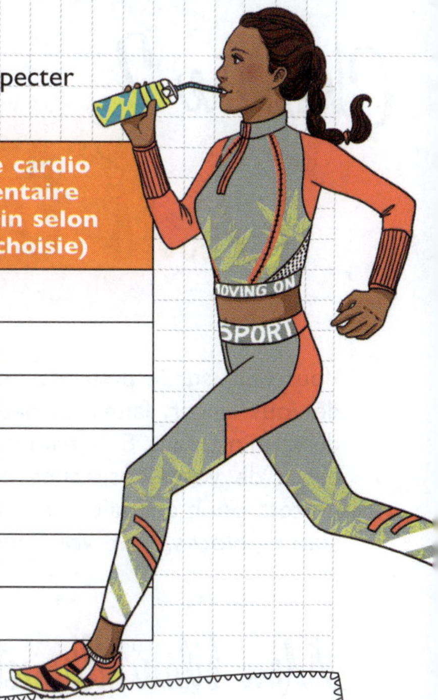

		Mes séances cardio & gainage (1 h environ)	Ma séance cardio supplémentaire (15 à 30 min selon l'activité choisie)
❑	**Lundi**	De … h à … h.	❑
❑	**Mardi**	De … h à … h.	❑
❑	**Mercredi**	De … h à … h.	❑
❑	**Jeudi**	De … h à … h.	❑
❑	**Vendredi**	De … h à … h.	❑
❑	**Samedi**	De … h à … h.	❑
❑	**Dimanche**	De … h à … h.	❑

Je reste motivée

Le secret de la motivation ? Le plaisir ! Quand vous ne verrez plus le sport comme une corvée mais comme un vrai moment de détente, alors vous aurez tout gagné ! Petit à petit, vous allez devenir accro à l'effort, les résultats sur votre dynamisme physique et votre silhouette seront le meilleur des moteurs. Mais pour cela, vous allez devoir vous accrocher un peu au début, le temps que votre corps s'habitue à l'exercice, que les endorphines (les hormones du plaisir) fassent leur travail et vous rendent addicte au sport.

Et si je zappe une séance par manque de temps ou de motivation ?
Vous vous rattraperez le jour d'après ! Mais n'en zappez pas deux de suite au risque de tomber dans un cercle vicieux.

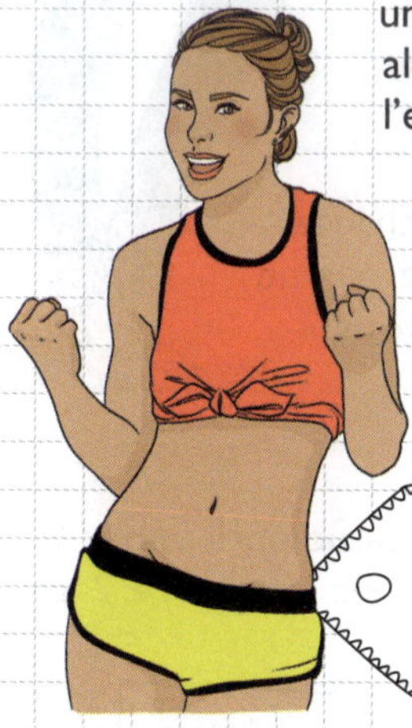

Ce soir, c'est apéro, ciné et resto et vous ne pouvez pas faire votre séance ? Pas de souci, trouvez simplement 5 à 10 min pour réaliser l'exercice de la planche (voir p. 20) et vous n'aurez pas complètement perdu votre journée !

Chapitre 2

Dans les starting-blocks

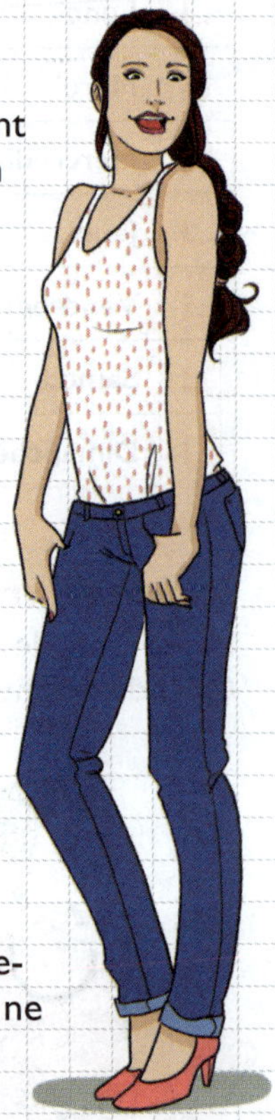

Vous voilà sur le point de démarrer votre programme gainage intensif ! Avant de vous lancer, faites un petit état des lieux qui vous sera très utile à la fin du training, dans 8 semaines, pour voir votre progression. Bilan silhouette, check de votre résistance en gainage, tips pour bien performer, et enfin un test pour connaître votre rapport à l'alimentation. Vous êtes dans les starting-blocks, il ne vous reste plus qu'à appuyer sur « start » !

Mon bilan silhouette

Ce bilan silhouette et forme vous aidera à définir vos objectifs et, au fil des semaines, à voir le chemin parcouru. Tour de taille, de hanches, poids… les mesures chiffrées ont leur importance, mais n'oubliez pas : ce qui ne se voit pas *a priori* est tout aussi important : votre souplesse, votre énergie…

Prenez la mesure

Vous n'allez peut-être pas vous rendre compte immédiatement des changements, car à vous regarder tous les jours dans le miroir, vous finissez par ne plus vraiment vous voir. En notant aujourd'hui vos mensurations, vous mesurerez objectivement le résultat de vos efforts dans 8 semaines !

Bien prendre mes mensurations

Pour le tour de taille, placez le mètre juste au-dessus du nombril ; pour les hanches, à l'endroit le plus fort ; pour les cuisses, prenez la mesure 2 cm sous la fesse.

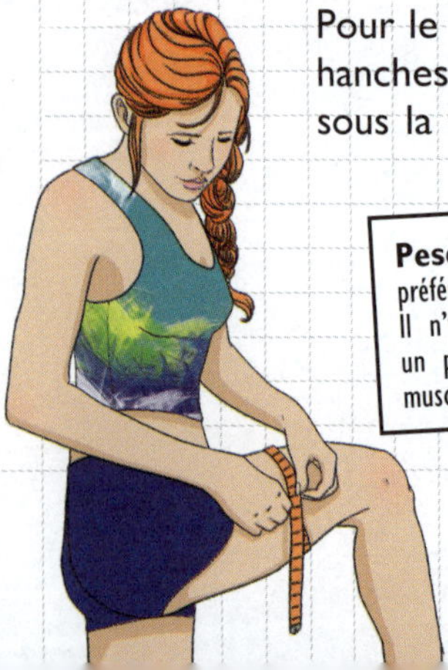

Pesez-vous toujours le même jour, à la même heure et dans les mêmes conditions (de préférence en sous-vêtements ou nue). Et gardez en mémoire que le poids n'est qu'un indicateur. Il n'y a qu'à voir sur Instagram toutes ces photos avant/après des fit-girls qui, bien qu'affichant un poids supérieur, paraissent bien plus fit après qu'avant. La cause ? Elles ont pris de la masse musculaire, tout en sculptant leurs formes !

Je démarre mon training gainage le (date) : ....

Je pèse : ....

Mon tour de taille : .... Mon tour de cuisse : ....

Mon tour de hanches : .... Mon tour de bras : ....

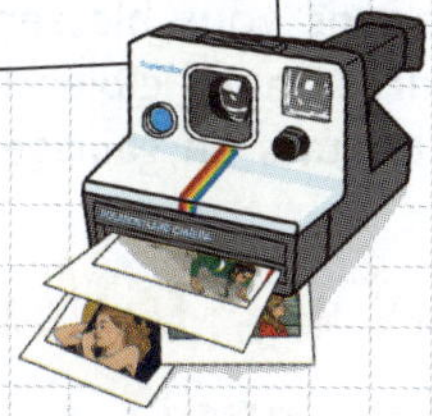

Cheers !

Et visuellement, qu'est-ce que ça donnera ? Prenez-vous en photo (en sous-vêtements) en pied, de face et de profil. Dans 8 semaines, vous ne rêverez plus, photo à l'appui !

Mes objectifs

Avec le gainage, je veux…

- ❑ Me sculpter un ventre super plat.
- ❑ Mincir.
- ❑ M'affûter (abdos welcome !).
- ❑ Avoir des muscles fins et bien dessinés, full body.
- ❑ Me tonifier intégralement.
- ❑ Renforcer mon dos.
- ❑ Améliorer mes performances sportives.
- ❑ Un peu tout ça à la fois !

Autre ....

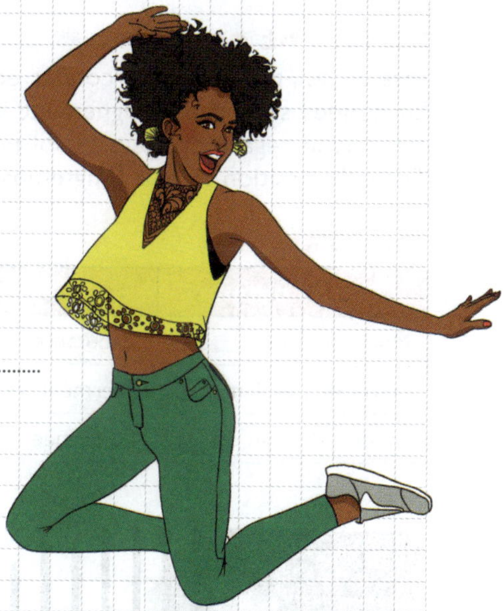

Je suis motivée…

- ❑ Un peu.
- ❑ Beaucoup.
- ❑ Grave !

Je donne une note de 1 à 10 à…

Ma tonicité : ....

Ma posture (j'ai tendance à être courbée ou je marche le dos droit ?) : ....

Mon dos (raplapla ou déjà fort ?) : ....

Mon ventre (super flasque ou juste un peu dodu ?) : ....

Une majorité de notes en dessous de 5 ? Vous tenez le bon programme ! Semaine après semaine, au rythme des défis relevés, la jauge va basculer du bon côté de la force !

Test : Quel est mon niveau de gainage ?

Pour vous lancer dans ce training, inutile de faire la planche pendant des heures comme le militaire chinois recordman du monde en la matière (8 h, 1 min et 1 s). Mais pour progresser sans vous blesser, mieux vaut tout de même connaître votre niveau de gainage. Vous pourrez ainsi cibler le training qui vous correspond le mieux. Passez dès maintenant ces tests stars en gainage.

Test n° 1 : la planche

C'est quoi ?

Excellentissime pour tester le gainage de la sangle abdominale !
La planche demande plus d'efforts que la chaise car elle sollicite plus de groupes musculaires.

Comment on fait ?

Face au sol, placée sur les coudes et la pointe des pieds, votre corps forme une ligne droite, les coudes sont dans l'alignement des épaules. Le dos est droit, il ne doit surtout pas se creuser, le regard est vers le sol pour ne pas « casser » la nuque (voir do & don't, p. 21). Tenez la position le plus longtemps possible.

Résultats

Temps obtenu	Profil
Moins de 30 s	Débutante
Entre 30 s et 1 min 30	Intermédiaire
Au-delà d'1 min 30	Confirmée

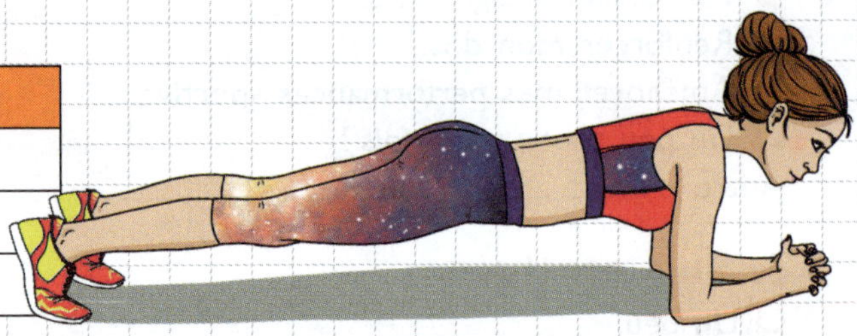

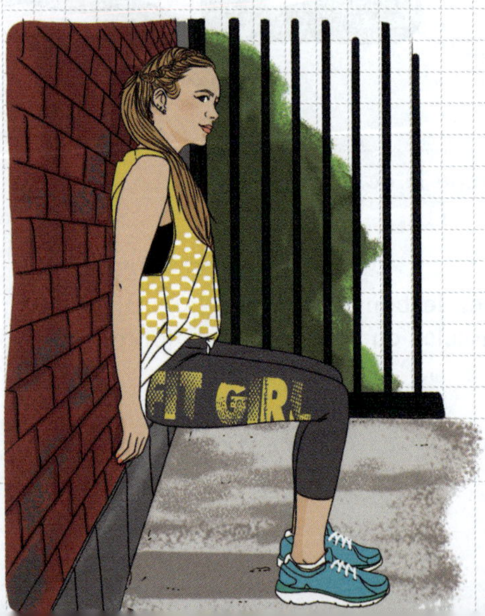

Test n° 2 : la chaise

C'est quoi ?

L'exercice phare pour tester le gainage des cuisses.

Comment on fait ?

Dos collé au mur, genoux à angle droit (très important, si les fesses sont trop hautes, la position n'est pas bonne), prenez la position comme si vous étiez assise sur une chaise invisible. Gardez les bras le long du corps et la tête bien droite. Tenez la position le plus longtemps possible. N'oubliez pas de respirer !

Résultats

Temps obtenu	Profil
Moins de 45 s	Débutante
Entre 45 s et 1 min 45	Intermédiaire
Au-delà d'1 min 45	Confirmée

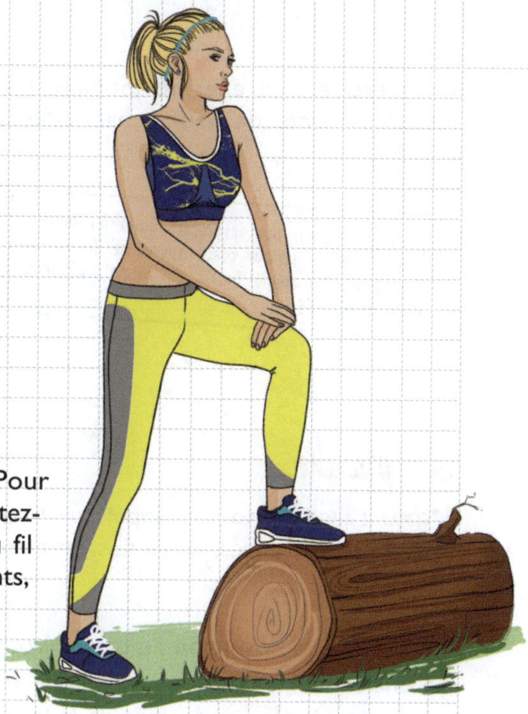

Définissez votre niveau

Débutante

Vous allez progresser rapidement, *good news* ! Pour connaître votre temps d'effort sur chaque série, reportez-vous au **niveau 1** proposé pour chaque training au fil des semaines. Et pour les exercices les plus exigeants, *don't worry*, nous avons pensé à des options « easy ». Gardez en tête que, pour progresser, il ne faut pas vous faire mal ni forcer, alors privilégiez plutôt un beau mouvement à un bon chrono.

Intermédiaire

Vous vous en sortez plutôt pas mal, *congrats* ! Vu votre condition, pour vous ce sera le **niveau 2** à suivre tout au long de ce programme spécial gainage. Les temps d'effort ont été étudiés pour vous permettre de progresser en douceur. Mais en cas de baisse de régime, ne flanchez pas, rétrogradez au niveau 1 mais n'abandonnez pas. Et si vous êtes en super forme, challengez-vous en goûtant aux joies du rythme du niveau 3.

Confirmée

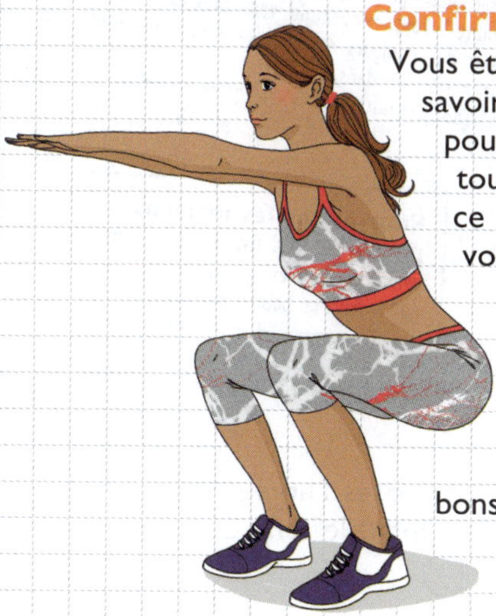

Vous êtes en super forme physique, yes ! Et si vous pensiez déjà tout savoir du gainage, vous allez être surprise. Direction le **niveau 3** pour mettre vos muscles à rude épreuve. Nous avons pensé à tout pour que vous progressiez sans jamais vous ennuyer. Avec ce programme, vous allez gagner en puissance, tout ce dont vous rêviez !

Les bonnes postures : do & dont !

Prête à vous lancer ? Parfait. Mais juste avant, apprenez les bons placements sur la planche (et sa variante), un exercice au cœur de ce programme. Non seulement ça vous évitera de vous blesser, mais ça vous rendra aussi plus performante.

Un exercice bien exécuté mobilise les bons muscles plus efficacement, pour un meilleur résultat ! Prenez de bonnes habitudes dès maintenant !

En plus de nos tips de pro, retrouvez les conseils de Géraldine Lizard, coach spécialiste fitness et gérante d'un studio fitness en région parisienne (à Orgeval, 78).

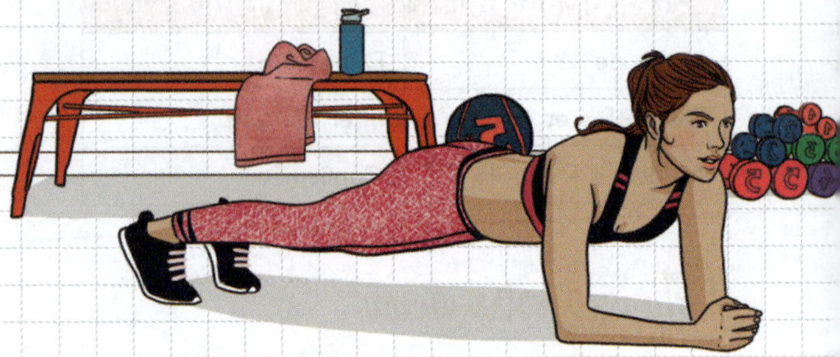

La planche

L'exo : face au sol, en appui sur la pointe des pieds et sur les coudes. Tête, épaules et hanches sont alignées, votre dos est bien droit, votre corps est le plus parallèle possible au sol.

Do

- Faites une rétroversion du bassin (vous rentrez les fesses), contractez les muscles du fessier.
- Contractez les abdos et rentrez le ventre.
- Les avant-bras sont écartés de la largeur des épaules, les paumes de mains bien en contact avec le sol.
- La tête est alignée dans le prolongement de la colonne vertébrale, le regard tourné vers le sol.

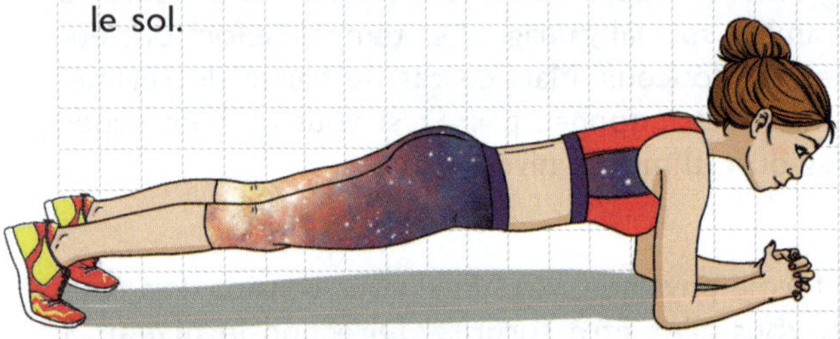

Vous avez du mal à tenir la position ? Privilégiez une bonne posture à un chrono. En clair, mieux vaut une belle planche bien droite tenue 20 secondes qu'une planche avec un dos creusé tenue 1 minute ! Vous risquez de vous faire mal et de provoquer des douleurs dorsales. Le sport safe avant tout pour performer dans la durée !

Don't

- Respirez, ne soyez pas crispée !
- Ne creusez pas le dos au risque de ressentir des douleurs dorsales immédiatement ou le lendemain.
- Ne montez pas les fesses (pas de pyramide !).

Pour éviter les mauvaises postures, les novices peuvent démarrer sur les genoux avant de passer sur la pointe des pieds.

La planche latérale

L'exo : au sol, en appui sur le côté sur l'avant-bras et les pieds posés l'un sur l'autre (ou l'un au sol si c'est plus simple). Gardez le bras qui n'est pas en appui le long du corps ou posé sur la taille. Tout le corps doit être aligné.

Do

- Décollez les hanches du sol.
- Gardez une cambrure naturelle.
- Respirez tout en contractant la sangle abdominale profondément.
- Alternez pour travailler les deux côtés de façon homogène.
- Si besoin, regardez-vous dans un miroir pour corriger votre position.

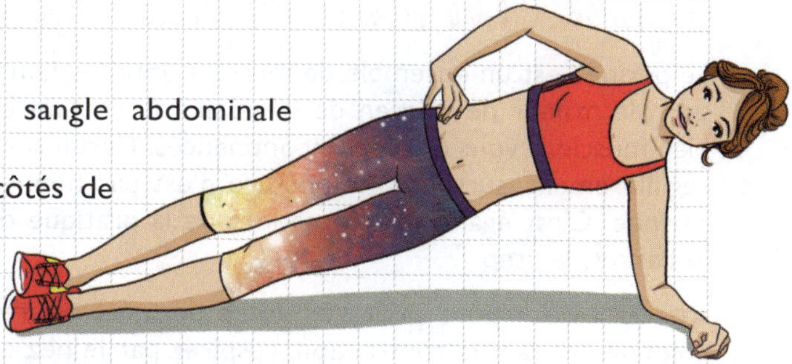

Don't

- Ne vous penchez pas trop ni en avant ni en arrière au risque de perdre l'alignement.
- N'affaissez pas le bassin pour ne pas creuser la taille.

Les bons tips pour réussir mes workouts

Les bons réflexes ne concernent pas que les placements et les mouvements ! Bien respirer, s'hydrater et engager correctement son périnée garantissent une bonne pratique. Pas d'impasse si vous voulez performer !

L'importance de la respiration

Bien respirer est indispensable pour performer. Sans respiration, pas d'oxygène et sans oxygène, pas d'effort possible. Si vous ne respirez pas correctement, vous ne pourrez pas aller au bout de votre effort, et lorsque les muscles sont asphyxiés, l'organisme sécrète de l'acide lactique, un déchet à l'origine des crampes notamment. Par ailleurs, une bonne respiration vous aide à maintenir une bonne position, un placement sans fausse note, pour un entraînement sans blessure.

Le conseil : respirez de façon continue, sans blocage ni apnée. L'expiration se fait le plus souvent sur l'effort. Pour être sûre de ne pas vous tromper, rappelez-vous ceci : c'est quand on souffre qu'on souffle. Pour compenser la dette d'oxygène contractée pendant l'effort, respirez profondément pendant les phases de récup' en gonflant la cage thoracique sur l'inspiration et en la vidant complètement sur l'expiration.

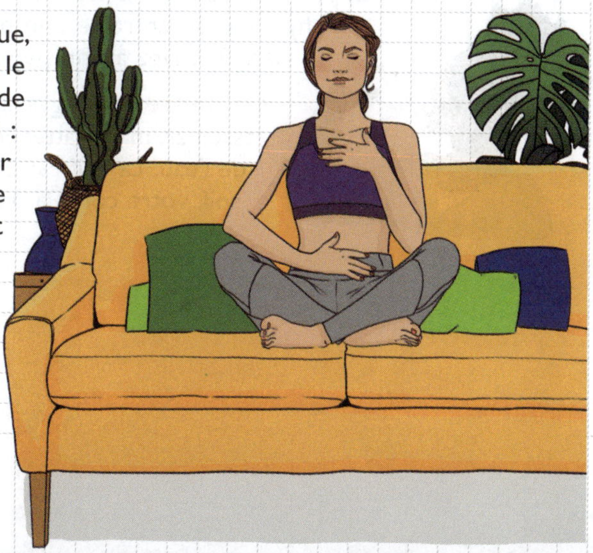

Je fais attention à mon périnée pendant le gainage

Le périnée est un ensemble de muscles dont les femmes ont souvent entendu parler. Il joue un rôle majeur de soutien de la vessie, du rectum et des organes génitaux, et quand il est bien musclé, il vous évite les incontinences. Certains exercices de gainage et d'abdos effectués régulièrement, surtout si la posture n'est pas bonne, peuvent favoriser un relâchement du périnée. C'est également le cas lors de la pratique de sports à impacts, comme le running, le basket, le step…

Le conseil : pour protéger votre périnée, aspirez le ventre vers la colonne pendant la contraction, respirez par le nez et grandissez-vous en étirant la colonne. Lors des exercices, votre ventre doit rentrer et non ressortir, il ne doit pas exercer de pression vers l'extérieur ni vers le bas.

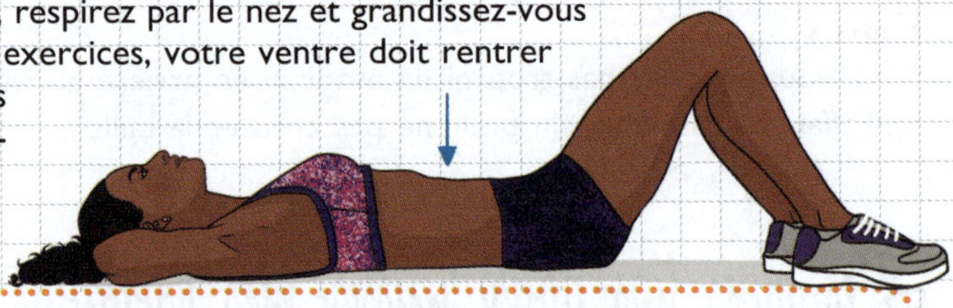

Le tip de Géraldine Lizard, coach fitness

« Pour bien prendre conscience de son périnée et de sa sangle abdominale, je recommande de faire du Pilates. Et pour renforcer correctement ses abdos sans risque pour le périnée, il est essentiel de varier ses entraînements. »

Je n'oublie pas de boire !

L'eau est un élément vital. Le corps humain est composé à 65 % d'eau et vous en perdez en moyenne 2,5 litres par jour, et bien plus si le thermomètre grimpe ou si vous faites du sport. Gardez donc un œil sur votre consommation d'eau : 1,5 litre les jours sans sport, un peu plus les jours d'activité. Pour éviter la déshydratation (1 % de déshydratation entraîne une baisse de vos performances physiques de 10 % !), buvez avant, pendant et après l'effort par petites gorgées.

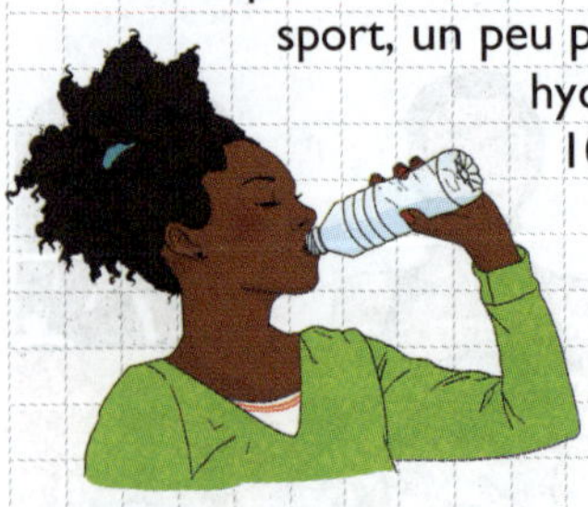

Le conseil : le gainage n'est pas un sport cardio qui va vous assoiffer, mais n'attendez pas d'avoir soif pour vous hydrater avec de l'eau. La soif est un signal d'alerte : quand vous ressentez la soif, votre corps a déjà perdu 10 % de ses capacités physiques.

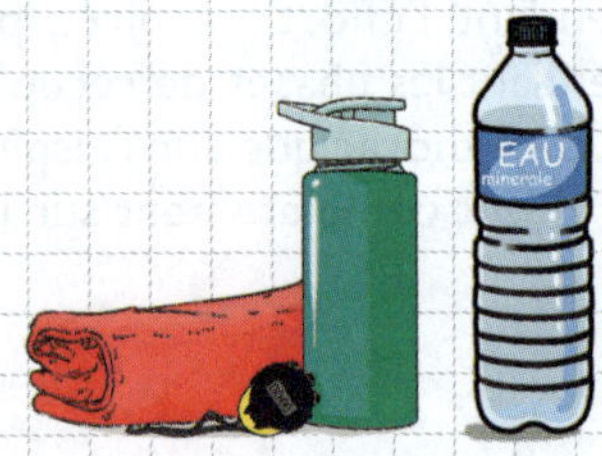

Nutrition : je remets les compteurs à zéro

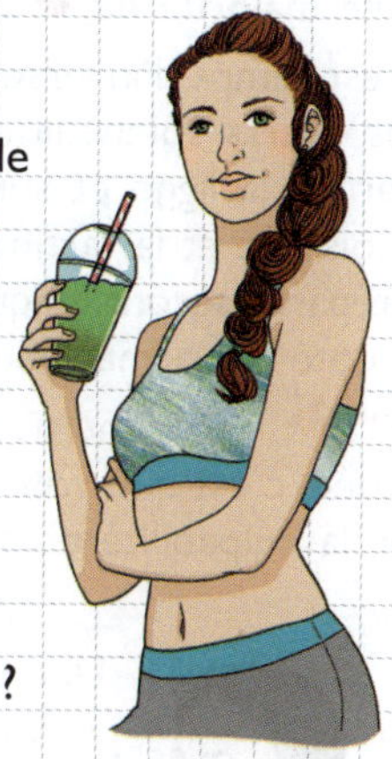

Le sport n'est rien sans une alimentation healthy. Ne dit-on pas que le secret d'une silhouette fit, c'est 50 % d'effort à la salle et 50 % d'effort dans l'assiette ? Si vous avez décidé de démarrer ce programme spécial gainage, vous avez certainement envie de vous sculpter une silhouette fit et un ventre plus plat. Mais vous n'obtiendrez pas une sangle abdominale plus plate sans une alimentation ciblée.

Test : Quel est mon rapport à l'alimentation ?

Vous qualifieriez votre alimentation de saine ? Compulsive ? Aléatoire ? Pour savoir quelle gourmande sommeille en vous, faites le test.

1. La dernière fois que vous avez mangé au fast-food ?

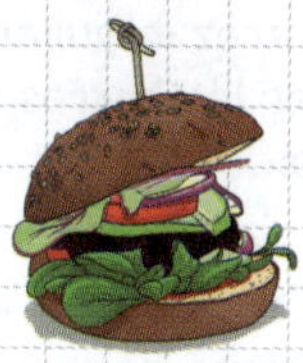

● Hier.
▲ Le mois dernier, en vacances, avec des amis.
◆ Vous ne vous souvenez pas.

2. Votre petit déjeuner ressemble à…

● Un croissant ou une brioche et un café.
▲ Une tartine beurre-confiture et un verre de jus de fruits.
◆ Des flocons d'avoine, un laitage, un fruit et des amandes.

3. Vous lisez les étiquettes des aliments…

◆ Systématiquement.
▲ Parfois.
● Jamais.

4. Ce que vous aimeriez diminuer dans votre consommation…

● Les confiseries et barres chocolatées.
◆ La viande.
▲ Les sodas.

5. Quand vous avez un petit creux, vous prenez…

◆ Des amandes avec un fruit ou un yaourt.
▲ 2 carrés de chocolat et un Coca light.
● Ce qui vous tente dans le distributeur.

6. Votre frigo ressemble…

● Au désert : vous n'aimez pas faire à manger et n'avez pas non plus beaucoup de temps à consacrer à la cuisine.
▲ Aux têtes de gondole d'un hypermarché : dès qu'un nouveau produit sort, vous vous devez de le tester !
◆ Aux étals du marché : vous faites la part belle aux fruits, légumes et produits frais.

7. Au resto, votre dessert préféré…

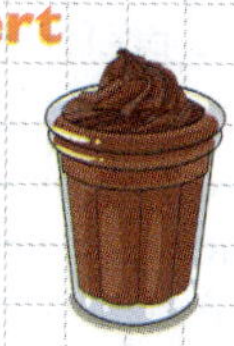

◆ Vous êtes plutôt entrée-plat.
● La mousse au chocolat !
▲ Un sorbet.

Faites les comptes !

●	▲	◆

Une majorité de ● : *Votre équilibre alimentaire ressemble à 80 % trash, 20 % healthy.*

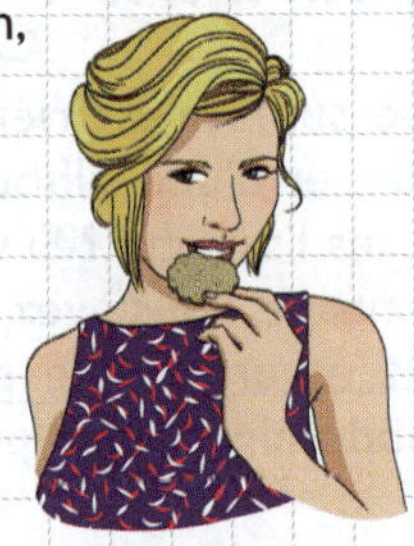

Il est temps d'inverser la tendance. Il semblerait que, dans votre alimentation, les écarts soient la règle et les plats sains l'exception. Si vous souhaitez garder la ligne et surtout rester en pleine forme, il va falloir reléguer le croissant et la tartine de Nutella® au rang de plaisir occasionnel, les plats préparés seront uniquement pour les situations d'urgence et le distributeur à côté de la machine à café, une zone de non-droit.

→ La bonne nouvelle en adoptant une alimentation moins déstructurée, c'est que vous allez conserver le plaisir tout en vous débarrassant de la culpabilité et des kilos !

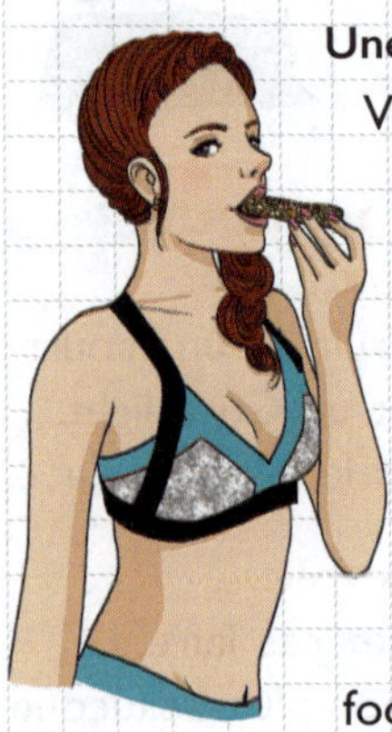

Une majorité de ▲ : *Votre équilibre alimentaire est mi-trash, mi-healthy.*

Vous connaissez les recommandations – « manger 5 fruits et légumes par jour, éviter le dessert le soir et éviter les sodas » –, mais malheureusement, prise par le temps, vous déjeunez encore très souvent sur le pouce, le soir vous rentrez régulièrement avec des plats préparés shoppés chez le traiteur, et les barres chocolatées vous aident encore à combler vos petits creux.

→ Pas d'inquiétude, vous êtes sur la bonne voie ! Avec un tout petit peu de préparation et nos tips, vous allez rapidement apprendre à vous passer de ces aliments dont vous ne voulez plus dans vos placards. Le corps, débarrassé de l'excès de sucre niché dans la food industrielle, ne stocke plus aussi facilement. Votre silhouette s'allège.

Une majorité de ◆ : *Votre équilibre alimentaire est le choix de la raison.*

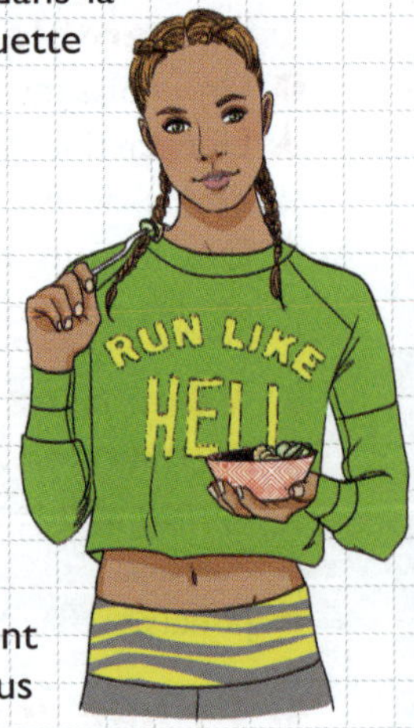

Avec votre salade crevettes-quinoa-pamplemousse, on vante souvent votre capacité à manger healthy, même si en vacances vous ne crachez jamais sur une glace, ou une belle baguette le week-end, un bon chocolat à Noël, car pour vous, manger est un plaisir. Mais toutes ces douceurs restent anecdotiques dans votre alimentation, vous préférez les aliments non transformés, de préférence bio et au fort pouvoir rassasiant.

→ Allez plus loin encore ! Apprenez à vous concocter de vrais menus équilibrés et légers tout aussi gourmands que des plats plus riches qui vont booster votre programme gainage et vous dessiner le ventre plat dont vous rêvez !

Quel est le programme ?

Au cours de ces 8 semaines de programme coaché, vous allez suivre un régime spécial fit-girl avec un focus « abs » et perte de poids lors des 6 premières semaines. Puis, sur la dernière ligne droite, vous suivrez une diète pour booster vos perfs.

Oubliez dès à présent les régimes restrictifs et apprenez à vous délester des quelques grammes en trop… sans vous priver !

Non à la privation !

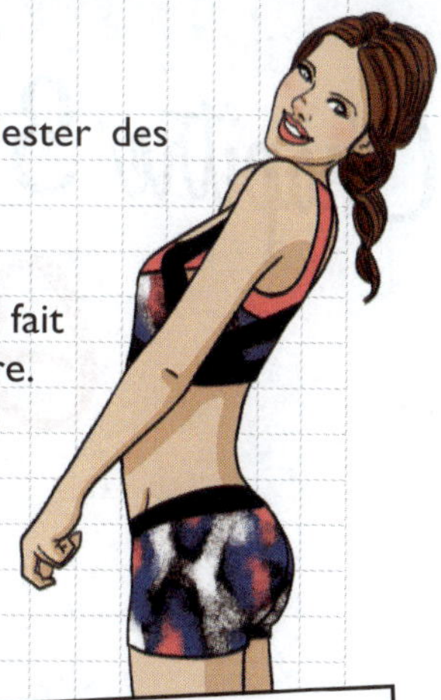

Retrouver une alimentation saine et équilibrée n'a rien à voir avec le fait de compter les calories et de tourner en sous-régime. Bien au contraire. **Apprenez à manger de tout en petite quantité**, sans priver votre organisme qui finira par vous le faire payer.
Ne bouleversez pas votre métabolisme en faisant un régime hyper-protéiné, une diète hypocalorique, une cure de jus… Ces régimes restrictifs sont contre-productifs. Apprenez plutôt à vous reconnecter à vos sensations, à reconnaître la faim et la satiété. Les aliments doivent être des carburants de qualité qui apportent à votre organisme tout ce dont il a besoin, sans excès !
En adoptant une alimentation variée, vous perdez du poids ET vous vous stabilisez au long cours.

Plus la perte de poids est lente, plus elle cible la masse grasse. Si vous perdez du poids trop rapidement, vous perdrez en priorité du muscle et de l'eau.

Je rééquilibre mon alimentation !

Les bases d'une alimentation healthy sont très simples. Pour rester en forme et garder la ligne, vous devez donner à votre organisme (en quantités adaptées) tous les groupes d'aliments dont il a besoin :

- **Des féculents** (pain, céréales, légumineuses) à chaque repas : environ ¼ de votre assiette. Ils apportent de l'énergie et la satiété. Préférez les versions complètes, plus riches en vitamines et en fibres.
- **Des fruits et légumes** pour l'apport en vitamines, eau, minéraux, fibres. Les légumes doivent composer la moitié de votre assiette. Côté fruits, 2 à 3 portions par jour pour la dose de glucides.
- **Une source de calcium à chaque repas**, important pour la protection osseuse et la contraction musculaire. Vous trouverez du calcium dans les produits laitiers (fromages, yaourt, lait), mais également dans les amandes et autres oléagineux, les graines de chia…
- **Des protéines**, indispensables pour nourrir et réparer les muscles. Votre portion de protéines doit représenter environ ¼ de votre assiette. Vous trouverez des protéines dans les produits animaux (viande, œuf, poisson) et dans les végétaux (céréales et légumineuses, graines, algues, soja). Limitez votre consommation de viande à 1 fois par jour, alternez avec des protéines végétales, plus digestes et meilleures pour l'environnement !
- **De bonnes graisses à chaque repas** : riches en oméga-3 et oméga-6, elles participent au développement des cellules. Vous trouverez les matières grasses les plus intéressantes dans les huiles végétales (olive, colza, lin), les poissons gras (maquereau, hareng), les oléagineux, l'avocat. L'équivalent d'1 à 2 cuillerées à soupe d'huile par repas suffit largement.
- **De l'eau**, indispensable à la vie. Buvez chaque jour 1,5 litre d'eau (un peu plus les jours de training), soit environ 10 verres d'eau du lever au coucher.

Limitez enfin le sel et le sucre ! Ils favorisent notamment l'excès de poids.

Chapitre 3

Semaines 1 et 2

Gainage : let's start your training !

Vous voilà prête pour 8 semaines d'effort au bout desquelles vous aurez affiné et sculpté votre ventre et gagné une silhouette fit !
Pendant ce premier cycle, vous allez vous familiariser avec les exercices de base du gainage. Objectif : maîtriser la technique et vous remettre en forme. Pas besoin de matériel, toutes les séances se font au poids du corps, et c'est déjà redoutable ! Vous préparez votre corps pour la montée en puissance des semaines suivantes, qui promettent d'être intenses !

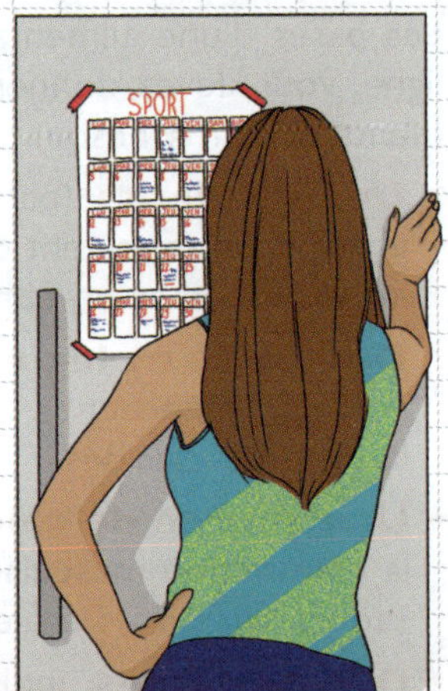

Mon planning gainage

Au programme : **3 séances de gainage par semaine** associées chaque fois à **1 séance de cardio** si vous avez un objectif minceur, ou 3 séances de gainage + 1 séance cardio indépendante par semaine si vous voulez avant tout sculpter et renforcer votre silhouette.

Si je veux me muscler

	Lundi	Mardi	Mercredi	Jeudi	Vendredi	Samedi	Dimanche
Semaine 1	Circuit gainage full body (p. 31)	Récup' (30 min marche rapide)	Circuit cardio power (p. 36)	Récup' (30 min marche rapide)	Circuit gainage bas du corps (p. 33)	Récup' (30 min marche rapide)	Circuit gainage sangle abdominale (p. 34)

	Lundi	Mardi	Mercredi	Jeudi	Vendredi	Samedi	Dimanche
Semaine 2	Circuit cardio power (p. 36)	Récup' (30 min marche rapide)	Circuit gainage full body (p. 31)	Récup' (30 min marche rapide)	Circuit gainage bas du corps (p. 33)	Récup' (30 min marche rapide)	Circuit gainage sangle abdominale (p. 34)

Si je veux mincir tout en me gainant

	Lundi	Mardi	Mercredi	Jeudi	Vendredi	Samedi	Dimanche
Semaine 1	Circuit gainage full body (p. 31) + Circuit cardio power (p. 36)	Récup' (30 min marche rapide)	Circuit gainage bas du corps (p. 33) + Circuit cardio power (p. 36)	Récup' (30 min marche rapide)	Circuit gainage sangle abdominale (p. 34) + Circuit cardio power (p. 36)	Récup' (30 min marche rapide)	Séance cardio au choix (run, vélo, zumba, natation)

	Lundi	Mardi	Mercredi	Jeudi	Vendredi	Samedi	Dimanche
Semaine 2	Circuit gainage sangle abdominale (p. 34) + Circuit cardio power (p. 36)	Récup' (30 min marche rapide)	Circuit gainage bas du corps (p. 33) + Circuit cardio power (p. 36)	Récup' (30 min marche rapide)	Circuit gainage full body (p. 31) + Circuit cardio power (p. 36)	Récup' (30 min marche rapide)	Séance cardio au choix (run, vélo, zumba, natation)

C'est parti ! Je m'échauffe pour optimiser mes séances

Même si les risques de blessure sont quasi nuls en gainage, l'échauffement, comme les étirements (voir p. 38), est une composante à part entière de la séance. Il prépare les muscles et les articulations à l'effort en les chauffant et les lubrifiant. L'échauffement est important pour bien oxygéner les muscles et avoir une meilleure résistance lors du gainage. Et pour que le muscle soit bien oxygéné, il faut faire grimper la fréquence cardiaque et la chaleur corporelle afin d'accélérer la circulation sanguine (quand on a froid, la circulation sanguine ralentit).

C'est aussi pendant cette phase que l'on se prépare psychologiquement à l'effort. Le gainage demande beaucoup de concentration, d'où l'importance de se mettre en condition. C'est la garantie d'une séance de meilleure qualité.

Pour vos séances de gainage, **5 min d'échauffement suffisent**. C'est court, mais ne faites pas l'impasse sur ces précieuses minutes qui font grimper en douceur la chaleur corporelle.

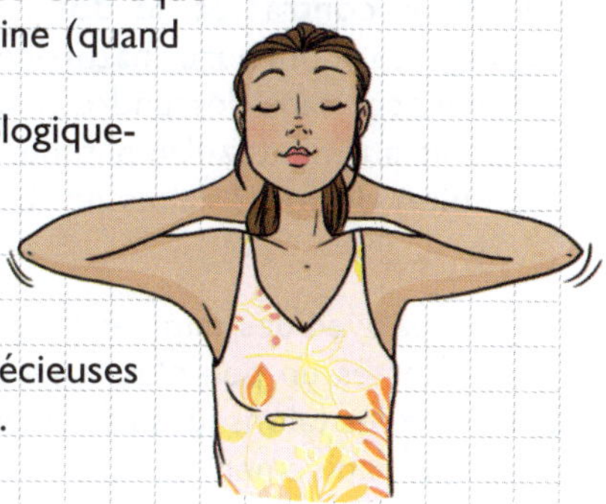

Je réveille mes articulations !

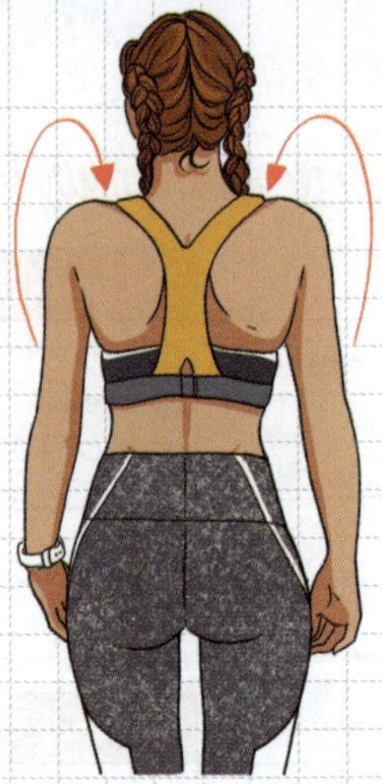

Comment ?

Commencez par faire des cercles avec votre tête. Lentement. D'abord vers la droite, puis vers la gauche.
Combien de fois ? À répéter 5 fois dans chaque sens (vers l'avant et l'arrière).

Ensuite ?

Ensuite, faites des cercles avec vos épaules en les montant le plus haut possible vers le plafond.
Combien de fois ? À répéter 5 fois dans chaque sens (vers l'avant et l'arrière).

Pour finir...

Pour dérouiller les poignets qui seront pas mal sollicités pendant les séances de gainage, joignez vos mains et faites des rotations dans les deux sens. Faites également des rotations de bassin (en dessinant des cercles avec le bassin) et des chevilles (en les tournant sur elles-mêmes). Ces exercices apportent dans vos articulations du liquide synovial (ou synovie), un lubrifiant naturel qui favorise l'amplitude des mouvements et une bonne mobilité.

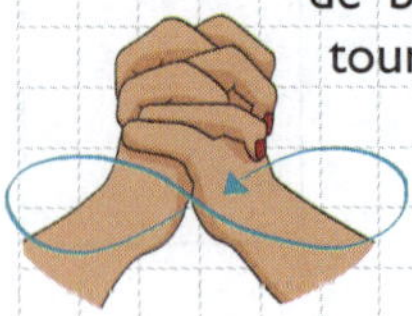

Combien de fois ? À répéter 10 fois dans chaque sens (vers la droite et la gauche).

Mes étirements musculaires

Comment ?

Les squats permettent de réveiller le bas du corps. Fléchissez vos jambes comme pour vous asseoir, les fesses vers l'arrière, les bras tendus devant vous, les abdos contractés, le dos respectant sa courbure naturelle. Commencez sans descendre trop bas, puis augmentez l'amplitude.
Combien de fois ? Faites jusqu'à 10 squats.

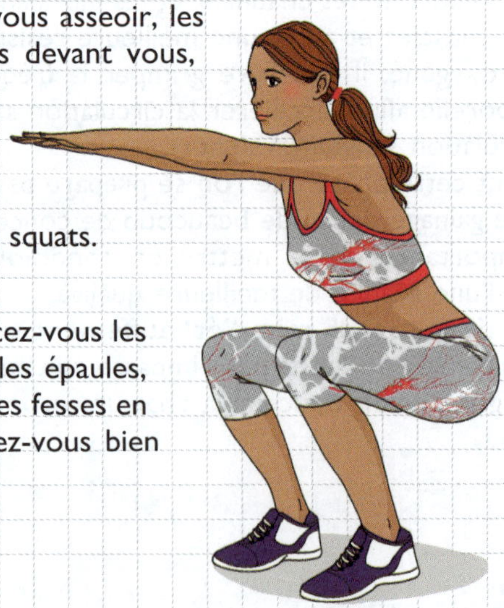

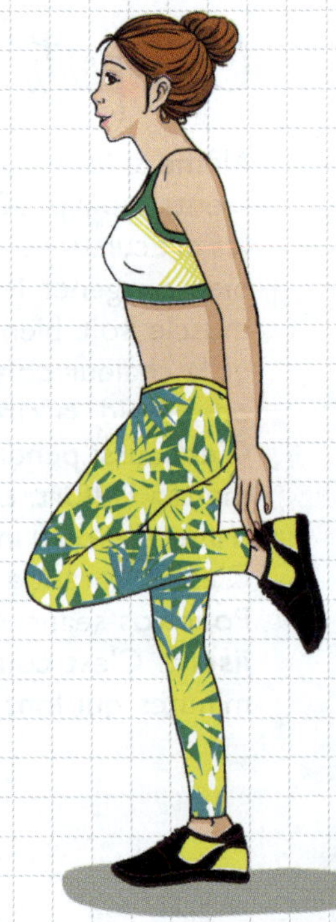

Ensuite ?

Enchaînez avec des talons-fesses. Placez-vous les pieds écartés un peu plus large que les épaules, puis levez les talons jusqu'à toucher les fesses en alternant rapidement les pieds. Tenez-vous bien droite, le buste fier, le ventre gainé.

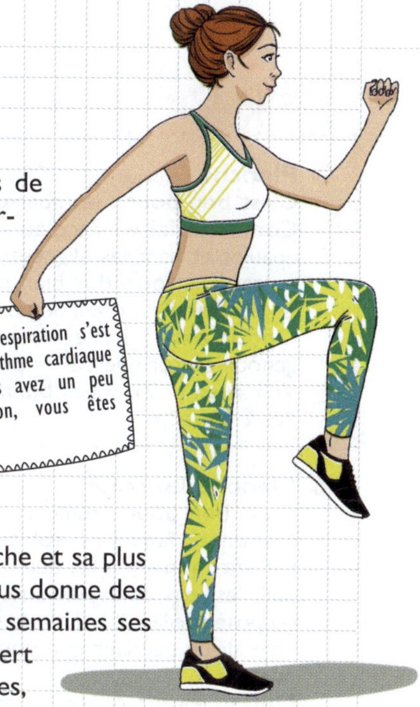

Pour finir… warm up cardio !

Comment ?

Terminez la période d'échauffement avec quelques montées de genoux pour faire grimper le rythme cardiaque : levez alternativement les genoux le plus haut et le plus vite possible.

Combien de temps ? Faites ces mouvements durant 45 s.

Le tip : votre respiration s'est accélérée ? Votre rythme cardiaque a augmenté ? Vous avez un peu chaud ? C'est bon, vous êtes échauffée !

Circuit n° 1 : full body

L'objectif de ce 1er circuit ?

Le but cette séance de gainage ? Que votre maîtrise de la planche et sa plus célèbre variante, la planche latérale, soit parfaite ! Ce circuit vous donne des bases en béton pour vous permettre d'appréhender au fil des semaines ses dérivés variés et de plus en plus difficiles. Mais ce circuit ne sert pas qu'à préparer la suite. Il sollicite l'ensemble du corps (fesses, bras, cuisses), avec également un exercice de renforcement des lombaires et un autre ciblé sangle abdominale pour travailler les muscles en profondeur. Un premier circuit starter qui combine à la fois initiation et effort !

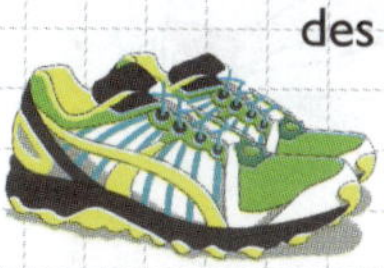

Astuce : si vous débutez, n'hésitez pas à vous reporter aux do & don't p. 21, super important pour un workout efficace sans mauvaise posture.

Je programme le chrono

Temps d'effort

Niveau 1 : débutante	Niveau 2 : intermédiaire	Niveau 3 : confirmée
– 30 s d'effort*/30 s de repos – Réalisez 5 tours	– 45 s d'effort*/45 s de repos – Réalisez 4 tours	– 1 min d'effort*/1 min de repos – Réalisez 3 tours

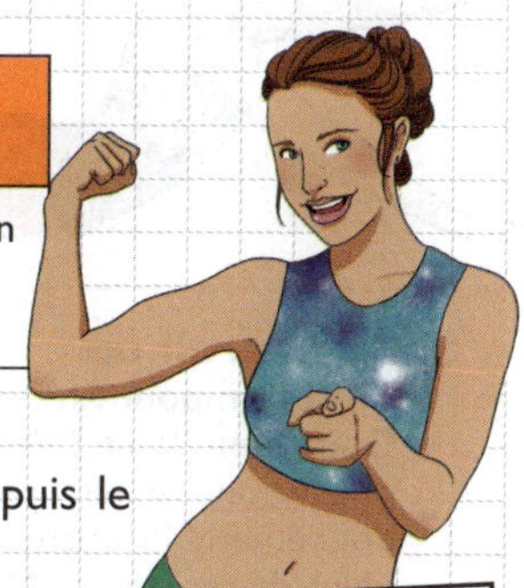

En clair, si vous êtes débutante, vous effectuez le premier exercice (la planche classique) pendant 30 s, suivies de 30 s de repos, puis le deuxième exercice (planche latérale) de 30 s + 30 s de repos. À la fin des 4 exercices, vous repartez pour un nouveau round !

Durée de la séance : selon votre niveau, **25 à 30 min**, hors échauffement et retour au calme, à réaliser **1 fois par semaine** durant les 2 premières semaines.

* Pour les exercices en alternance, la durée d'effort est pour chaque côté, vous enchaînez bras droit/bras gauche (ou jambe droite/jambe gauche) sans pause, sauf pour les exercices vraiment exigeants où le temps sera divisé par deux.

Let's go !

❶ Planche

C'est bon pour : les abdos, les fessiers, les bras, les cuisses, ultra sollicités.
Comment faire ? Face au sol, en appui sur la pointe des pieds et sur les coudes, tête, épaules et hanches alignées, tenez la posture en gardant votre dos bien droit, le corps le plus parallèle possible au sol.
Option easy : mettez-vous sur les genoux plutôt que sur la pointe des pieds.
Voir aussi p. 21, « Les bonnes postures : do & don't ! »

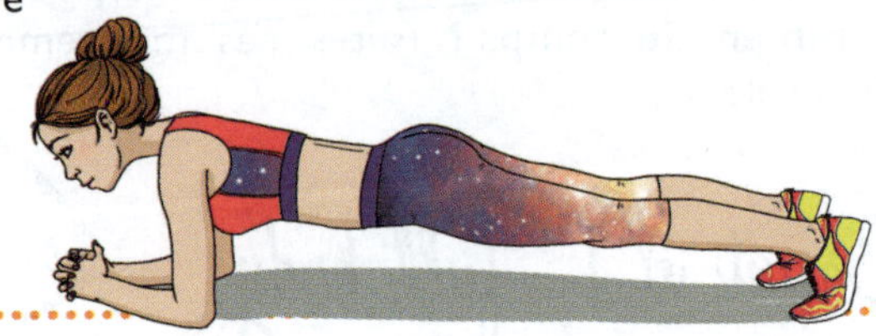

❷ Planche latérale

C'est bon pour : renforcer les abdos, notamment le transverse (le muscle le plus profond).
Comment faire ? Au sol, placez-vous en appui sur le côté sur l'avant-bras et les pieds posés l'un sur l'autre (ou les deux au sol). Gardez le bras qui n'est pas en appui le long du corps ou posé sur la taille. Tout le corps doit être aligné pendant que vous tenez la posture.
Option easy : posez un genou au sol (ou les deux, l'un sur l'autre).
Voir aussi p. 21, « Les bonnes postures : do & don't ! »

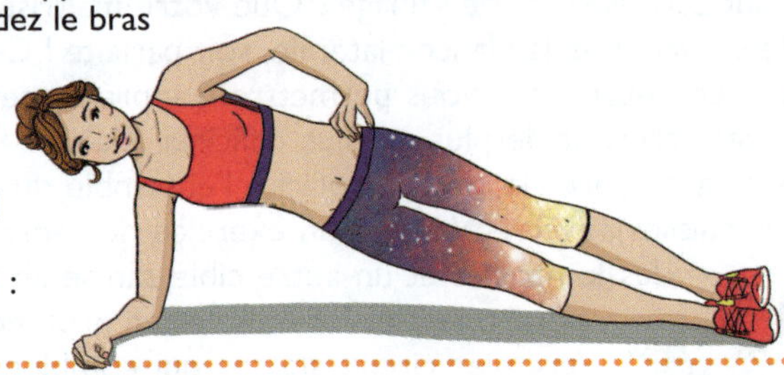

❸ Gainage du dos

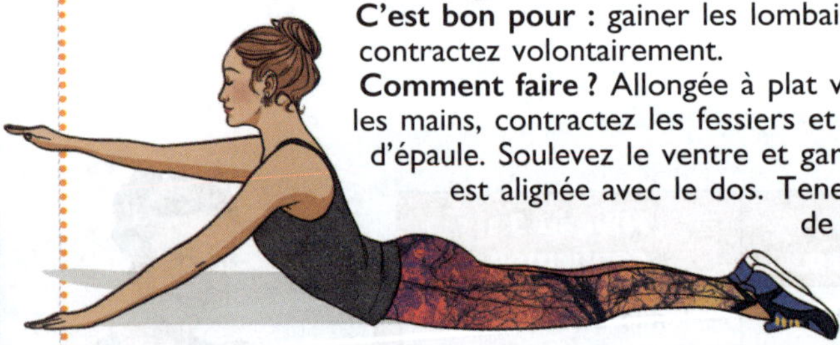

C'est bon pour : gainer les lombaires, mais aussi les fessiers si vous les contractez volontairement.
Comment faire ? Allongée à plat ventre, relevez le buste en poussant sur les mains, contractez les fessiers et tendez un bras devant vous à hauteur d'épaule. Soulevez le ventre et gardez le nombril au-dessus du sol. La tête est alignée avec le dos. Tenez la position (30 s, 45 s ou 1 min) avant de changer de bras, sans pause. Les pieds et les cuisses restent en contact avec le sol, le cou est aligné avec la colonne. Respirez doucement.

❹ Abdos roll up

C'est bon pour : travailler les abdos profonds (transverse).
Comment faire ? Assise au sol, les jambes légèrement pliées, les orteils pointés vers le plafond, descendez doucement le buste vers le sol jusqu'à atteindre votre point de résistance. Maintenez la position. Les épaules sont basses, les bras tendus devant vous, légèrement remontés. Surtout, le bassin est en rétroversion (les fesses rentrées). Gainez le ventre, rentrez le nombril et n'oubliez pas de respirer doucement et profondément.

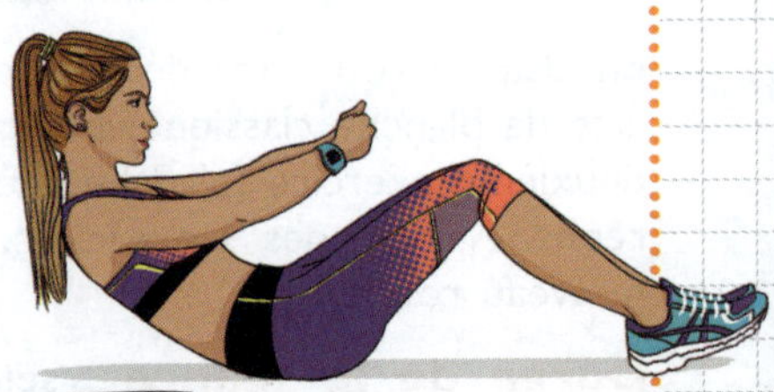

Après chaque séance, revenez au calme avec les étirements proposés p. 38.

Circuit n° 2 : bas du corps

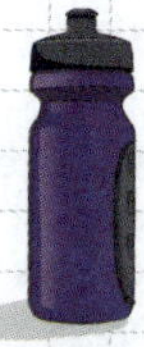

L'objectif de ce 2e circuit ?

Cette séance cible les membres inférieurs, en particulier les hanches, les cuisses et les muscles fessiers. Une séance qui associe exercices statiques et dynamiques pour varier les plaisirs : à vous le booty brazil et les cuisses en béton ! Le ventre n'est pas en reste, puisque sur chaque exercice les abdos sont engagés, vous devez les garder gainés et super contractés ! #bodychallenge

Je programme le chrono

Niveau 1 : débutante	Niveau 2 : intermédiaire	Niveau 3 : confirmée
– 30 s d'effort*/ 30 s de repos – Réalisez 5 tours	– 45 s d'effort*/ 45 s de repos – Réalisez 4 tours	– 1 min d'effort*/ 1 min de repos – Réalisez 3 tours

Durée de la séance : selon votre niveau, **25 à 30 min**, hors échauffement et retour au calme, à réaliser **1 fois par semaine** durant les 2 premières semaines.

* Voir encadré en bas de p. 31.

Let's go !

N'oubliez pas l'échauffement p. 30.

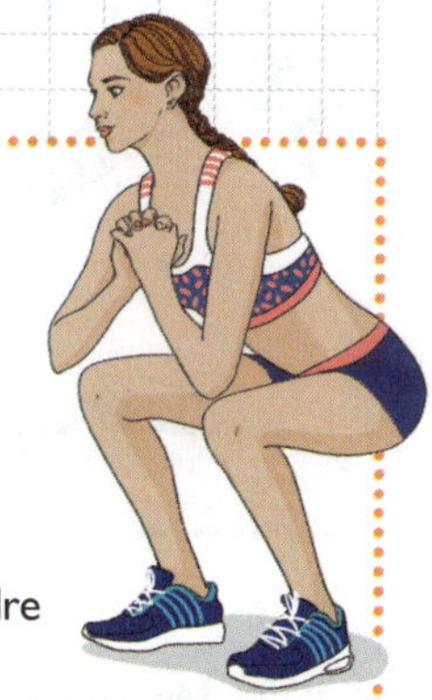

1 Squats statiques

C'est bon pour : les cuisses et les fessiers.

Comment faire ? Debout, poussez les fessiers vers l'arrière et pliez les genoux comme pour vous asseoir sur une chaise. Descendez les fessiers le plus bas possible, sans toutefois dépasser les genoux. Tendez les bras dans le prolongement du dos pour accentuer l'effort, en gardant les épaules basses. Maintenez la position. Gardez les talons collés au sol, les abdos bien gainés, rentrez le ventre. Bras, cervicales, tête sont alignés.

Option warrior : alternez avec une série dynamique de mini-squats, sans tendre les jambes complètement ni descendre les fessiers plus bas que les genoux.

2 Fentes arrière statiques

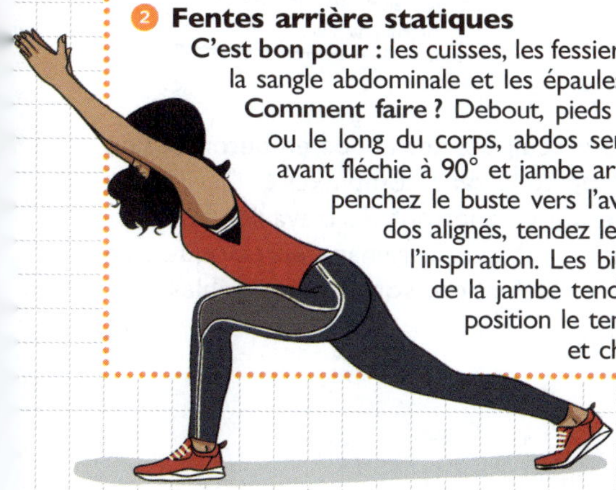

C'est bon pour : les cuisses, les fessiers, les ischios-jambiers (l'arrière des cuisses), mais également la sangle abdominale et les épaules.

Comment faire ? Debout, pieds largeur du bassin, poitrine bombée, mains sur les hanches ou le long du corps, abdos serrés. Faites un grand pas vers l'arrière pour arriver jambe avant fléchie à 90° et jambe arrière tendue, pointe de pied au sol. Contractez le fessier et penchez le buste vers l'avant, le poids du corps sur la jambe pliée. Une fois tête et dos alignés, tendez les bras au-dessus de la tête, dans le prolongement du dos, à l'inspiration. Les biceps sont au niveau des oreilles. Contractez bien le fessier de la jambe tendue, tenez-la bien droite et respirez. Pas d'apnée ! Tenez la position le temps fixé. Poussez sur le talon du pied avant pour remonter et changez de jambe sans temps de pause.

③ Lever de bassin statique

C'est bon pour : travailler la chaîne postérieure basse : un peu les lombaires, surtout les ischios-jambiers, sans oublier les fessiers !

Comment faire ? Allongée sur le dos, les bras le long du corps, les genoux pliés, les talons posés au sol, les pointes de pieds vers le plafond. Sur l'expiration, contractez les abdos et les fessiers pour lever le bassin et le dos. Tenez la position en gardant les talons éloignés des fesses, sinon cela n'aura pas l'effet escompté, et contractez bien les fessiers pour accentuer l'effort.

Sachez que plus les talons sont éloignés des fesses, plus vous travaillez les ischios (l'arrière des cuisses). Mais attention, ça brûle !

Option easy : posez les pieds à plat au sol.

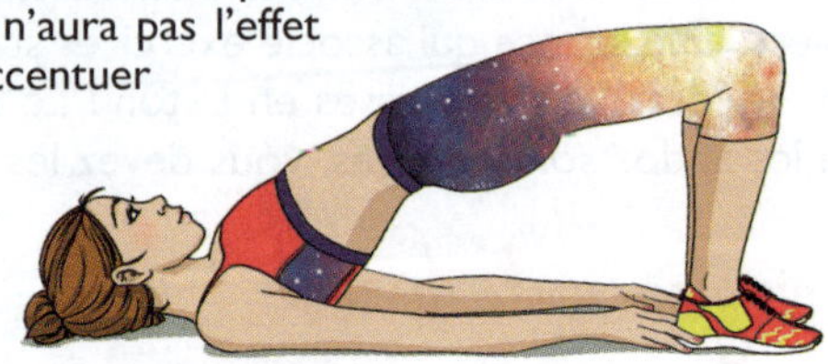

④ Donkey kicks jambe tendue

C'est bon pour : le grand fessier et les abdos profonds. Cet exercice est redoutable pour se sculpter un fessier en acier, des fesses rondes et bien bombées !

Comment faire ? À quatre pattes, genoux sous les hanches et coudes sous les épaules, le dos est plat. Levez la jambe tendue légèrement « désaxée » vers l'extérieur de façon à voir votre talon quand vous regardez dans la direction de la jambe. Expirez en montant la jambe, soufflez en faisant des mouvements ascendants de mini amplitude. Changez de jambe à la fin de votre durée d'effort.

Pensez à bien rentrer le ventre pour ne pas creuser le dos.

Option warrior : mettez-vous sur les mains. Pour accentuer l'effort, regardez en direction de votre pied tendu.

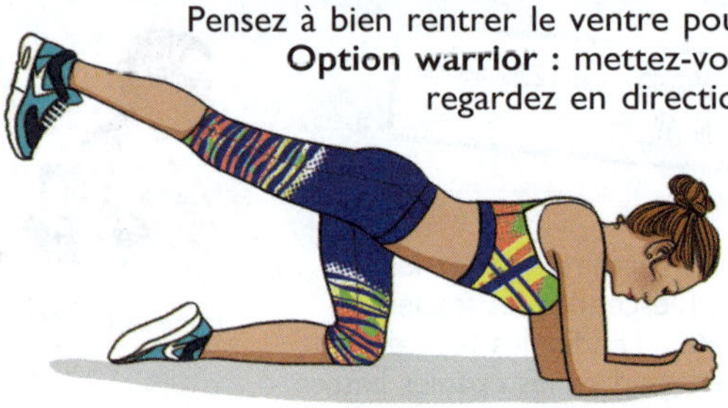

Le conseil : gardez les hanches bien alignées avec le dos sans cambrer. Gardez les lombaires bien gainées.

Circuit n° 3 : sangle abdominale

Après chaque séance, revenez au calme avec les étirements proposés p. 38.

L'objectif de ce 3e circuit ?

Objectif ventre spécial bikini ! Avec ce circuit, vous vous sculptez des abdos en béton et une taille fine grâce au travail des obliques. À vous, les crop tops sans complexes !

Vous allez vous frotter à des exercices en dynamique qui permettent de travailler les muscles superficiels qui ont un impact silhouette plus important que le gainage en statique : ce dernier sollicite davantage les muscles profonds qui, par définition, sont moins visibles.

Je programme le chrono

Temps d'effort

Niveau 1 : débutante	Niveau 2 : intermédiaire	Niveau 3 : confirmée
– 30 s d'effort*/30 s de repos – Réalisez 5 tours	– 45 s d'effort*/45 s de repos – Réalisez 4 tours	– 1 min d'effort*/1 min de repos – Réalisez 3 tours

*** Voir encadré en bas de p. 31.**

Durée de la séance : selon votre niveau, **25 à 30 min**, hors échauffement et retour au calme, à réaliser **1 fois par semaine** durant les 2 premières semaines.

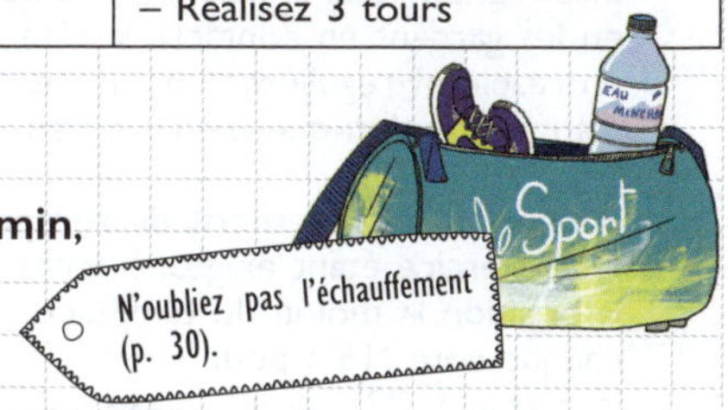

Let's go !

1 Mountain climbers

C'est bon pour : développer votre cardio (pour brûler des calories) et solliciter l'ensemble des groupes musculaires, surtout les jambes, les bras et la sangle abdominale.

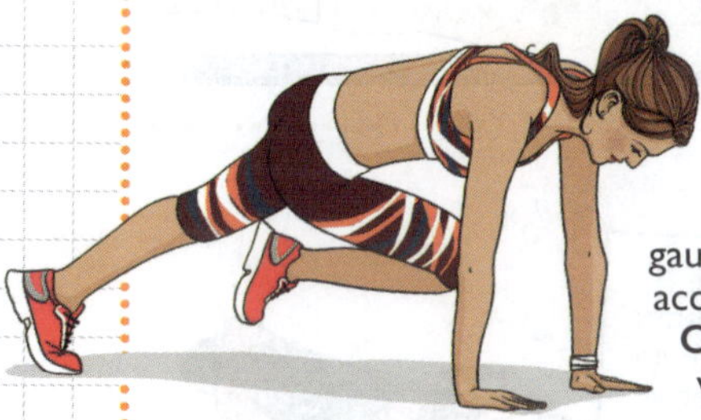

Comment faire ? En planche, placez vos mains au sol, poignets à l'aplomb des épaules, bras et jambes tendus. Les pieds sont écartés de la largeur des hanches. Ramenez rapidement et en alternant le genou droit vers le coude droit, puis le genou gauche vers le coude gauche. Les abdos restent bien gainés. Plus vous accélérez, plus vous faites grimper le cardio et l'intensité !

Option warrior : ramenez les deux pieds en même temps vers l'avant avec un petit saut.

2 Abdos ciseaux

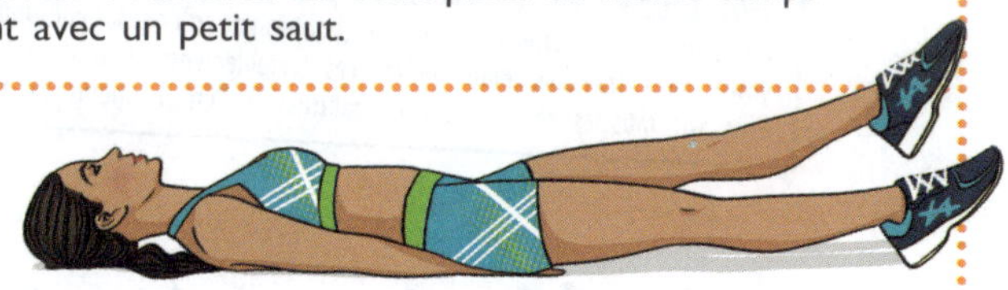

C'est bon pour : renforcer les abdos et se forger un ventre plat. Les ciseaux sont un bon exercice pour travailler surtout la zone sous le nombril, pas si facile à sculpter, et de façon secondaire l'arrière des cuisses (ischios-jambiers).

Comment faire ? Allongée sur le dos, jambes tendues, une en haut, l'autre au sol. Levez les épaules et la tête. Contractez les abdos et faites des battements de jambes. Veillez à garder le dos bien plaqué au sol. Si vous avez mal au dos, glissez vos mains sous les fesses.

3 Crunchs inversés

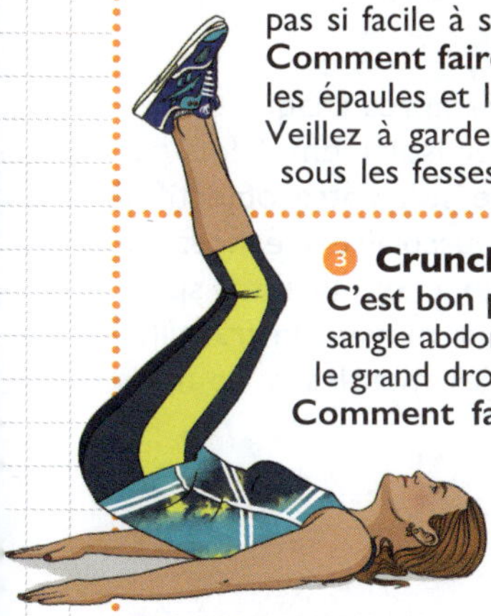

C'est bon pour : les abdos. Les crunchs permettent de solliciter plusieurs muscles de la sangle abdominale. En version inversée, cet exo d'enroulement dorsal fait surtout chauffer le grand droit, les abdos sous le nombril et les obliques.

Comment faire ? Allongée sur le dos, les bras le long du corps, les mains à plat au sol, fléchissez les jambes à l'équerre. Expirez et décollez le bassin vers le plafond en ramenant les jambes vers la poitrine. Inspirez sur la descente en ramenant lentement les jambes en position initiale. Répétez le mouvement durant toute la durée de l'effort.

4 Side kick

C'est bon pour : renforcer les obliques et dessiner la taille. L'élévation des jambes fait travailler l'ensemble des muscles abdominaux obliques (grand et petit), le grand droit et le transverse. Cet exercice vous apprend également à stabiliser votre corps.

Comment faire ? Allongée sur un côté, les bras et jambes tendus, la tête posée sur le bras en contact avec le sol, l'autre bras posé sur la cuisse. Vous êtes parfaitement alignée. Inspirez. En vous aidant du bras au sol, expirez en décollant simultanément : les jambes (mais en les gardant en contact), la tête et les épaules. Tenez la position pendant le temps fixé en respirant régulièrement, 1 fois de chaque côté. Pour bien rester dans l'axe, vous n'avez d'autre solution que d'être parfaitement gainée : serrez la sangle abdominale et les fessiers.

Attention, changement de tempo !
Cet exercice étant exigeant, tenez la position la moitié du temps de chaque côté (15 s pour le niveau 1, 23 s pour le niveau 2 et 30 s pour le niveau 3).

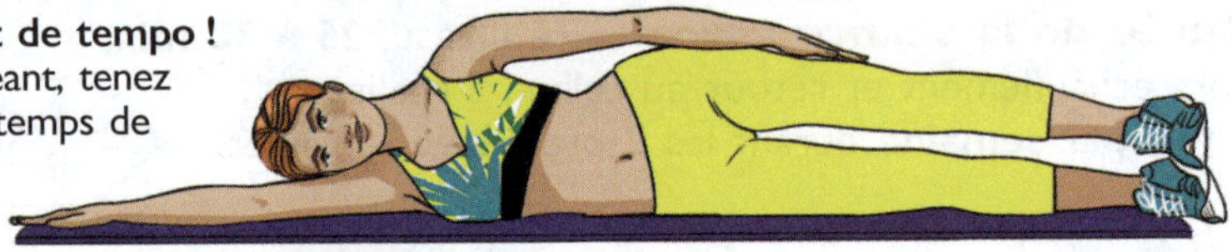

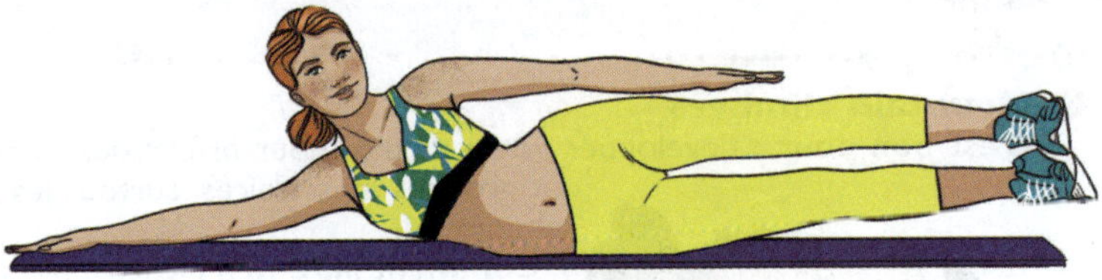

Après chaque séance, revenez au calme avec les étirements proposés (p. 38).

Je tremble pendant mes séances de gainage, c'est grave ?
Votre corps est pris de soubresauts pendant l'effort ? Pas de panique, cette réaction est tout à fait normale ! C'est le (bon) signe d'une fatigue musculaire, preuve que votre corps travaille. Pour limiter ces tremblements, rien de tel que l'entraînement ! Plus vos muscles seront forts et habitués à l'effort, moins ils trembleront.

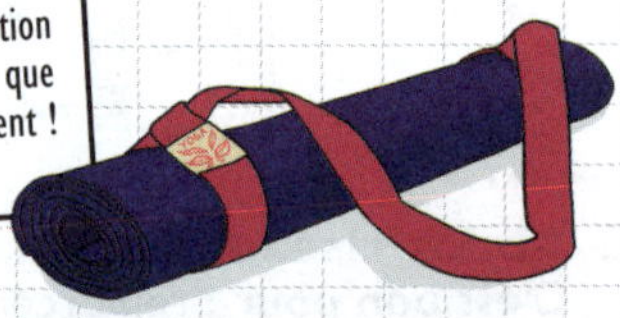

Ma séance cardio power

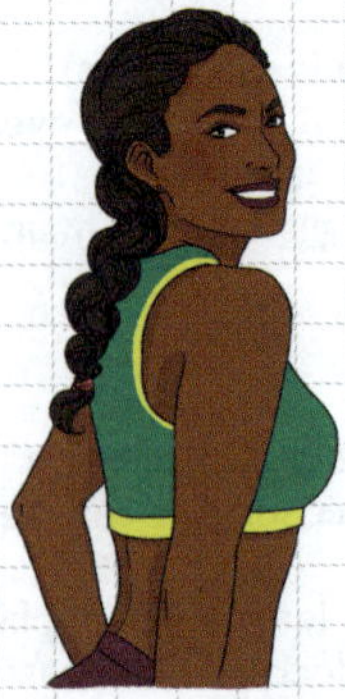

Vous l'attendiez ? Voici la séance cardio à enchaîner après chaque séance de gainage si vous cherchez à mincir ou à effectuer isolément 1 fois par semaine si vous souhaitez vous sculpter. Quel que soit votre objectif, il est toujours bon de combiner renforcement musculaire (séances de gainage) et cardio (séance cardio power proposée ici ou un autre sport cardio). Conjuguer cardio et renfo est le meilleur moyen de travailler le corps dans son ensemble, de renforcer tous les muscles, y compris le cœur, de se sculpter de façon harmonieuse.

Votre séance cardio ? Un circuit à haute intensité !

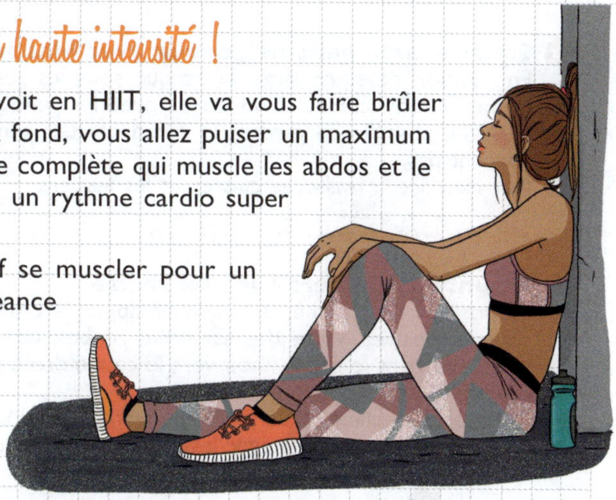

Plutôt courte, inspirée de ce que l'on voit en HIIT, elle va vous faire brûler un max d'énergie. Si vous jouez le jeu à fond, vous allez puiser un maximum dans votre stock de calories. Une séance complète qui muscle les abdos et le bas du corps (fessiers, abdos, cuisses) à un rythme cardio super rapide. Donnez-vous à fond !

En mode gainage simple (objectif se muscler pour un corps plus strong) : effectuez cette séance cardio 1 fois par semaine.

Dans une optique de perte de poids (mincir et affiner votre ventre) : reproduisez-la 3 fois par semaine, associée à la séance gainage du jour.

Le principe

Un circuit de 4 exercices de 30 s chacun (soit 2 min), où vous marquez une pause entre chaque tour. Le temps de pause et le nombre de tours dépendent de votre niveau.

	Débutantes	Intermédiaires et confirmées
Nombre de tours	4	5

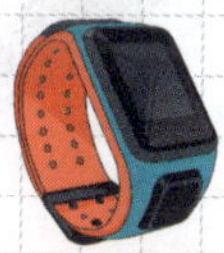

	Débutantes	Intermédiaires	Confirmées
Temps de pause entre les tours	1 min 45	1 min 30	1 min

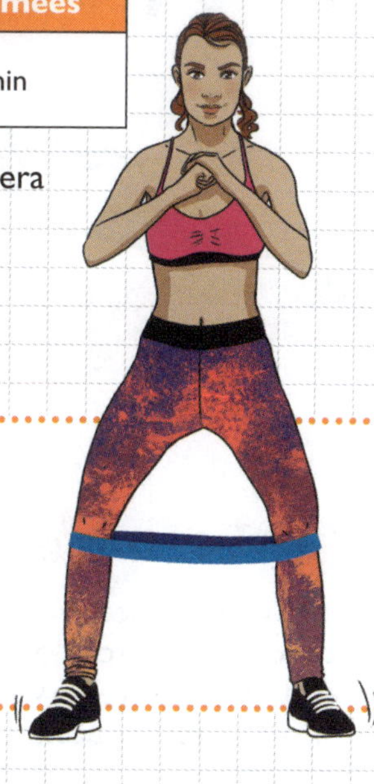

Selon votre niveau, cette séance de cardio à haute intensité durera 13 min 15 pour les débutantes, 16 min pour les intermédiaires et 14 min pour les confirmées.

Le circuit

1 Sprint sur place avec élastique

Les pieds écartés de la largeur des épaules, élastique sous les genoux, joignez les mains au niveau de la poitrine et courez sur place en faisant de petits pas, sans monter les genoux trop haut. Courez le plus vite possible.
L'élastique est utile pour accentuer le travail des fessiers.

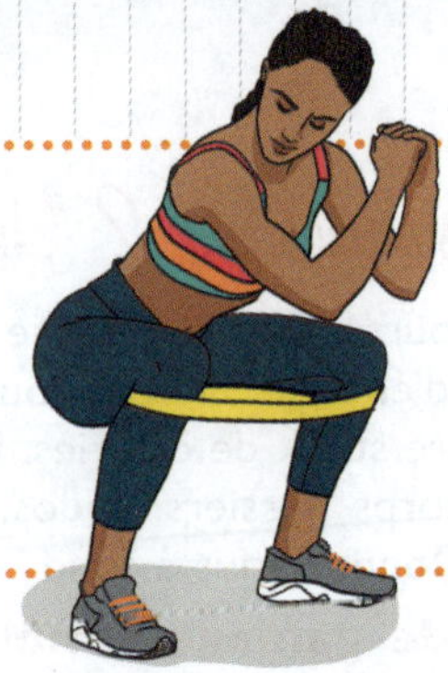

2 Squat écartement de genoux avec élastique
En position de squat large, l'élastique sous les genoux, faites de petits mouvements d'ouverture avec les genoux. Allez le plus vite possible en gardant le dos droit. Les genoux ne se ferment pas.
Cet exercice travaille les cuisses et les fessiers.

3 Mountain climbers sur une chaise
En position de planche, les mains en appui de chaque côté de l'assise d'une chaise, les mains sous les épaules, votre dos est droit, jambes, dos et tête sont alignés. Ramenez rapidement et en alternant le genou droit vers le coude droit, puis le genou gauche vers le coude gauche. Les abdos restent bien gainés.
Les mountain climbers se font généralement au sol, mais comme l'exercice de la planche suit, la chaise permet de protéger les épaules. Vous pouvez parfaitement faire cet exercice au sol, mais attention : challenge !

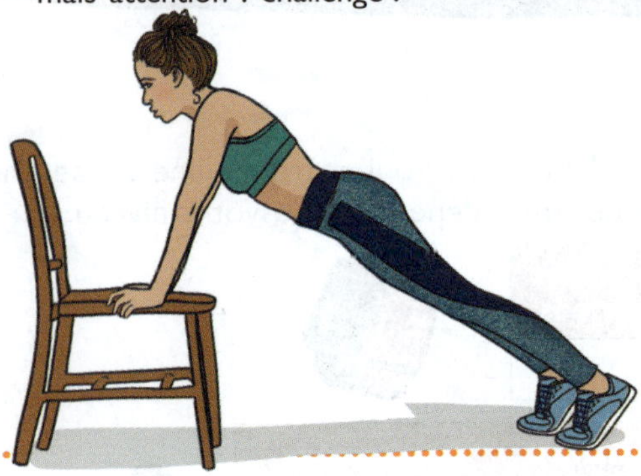

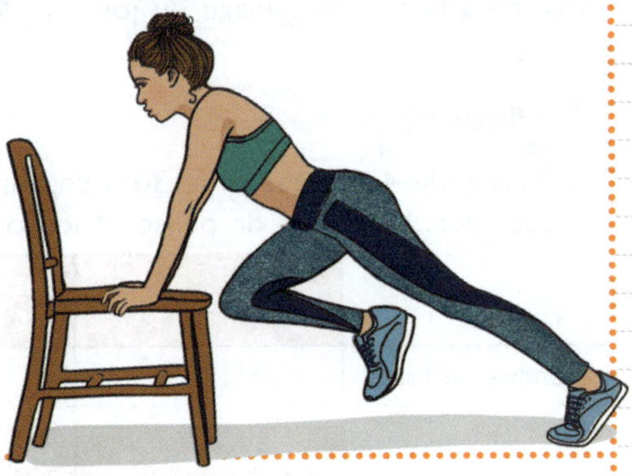

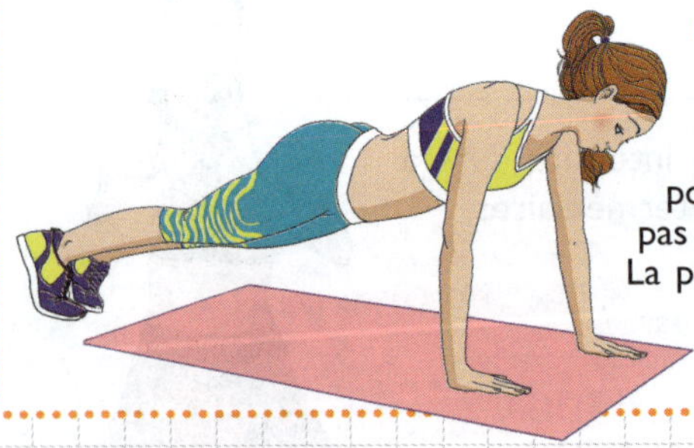

4 Planche bras tendus
Face au sol, en appui sur la pointe des pieds et les mains. Tête, épaules et hanches sont alignées, votre dos est bien droit, votre corps est le plus parallèle possible au sol. Vos hanches sont bien hautes, ne creusez pas le dos et grandissez-vous.
La position sur les mains fait grimper davantage l'intensité que sur les coudes.

In real life !
Pour découvrir en vidéo une variante de ce circuit cardio haute intensité, direction la page Facebook d'Adams @erasport-coaching. Au moindre doute, n'hésitez pas, il répond à toutes vos interrogations.

Mon retour au calme post-training

Après votre séance, vous pouvez ressentir le besoin de vous étirer. Les étirements sont l'occasion d'un retour au calme, ils soulagent les muscles. Tout comme l'échauffement, ils doivent être intégrés à votre routine sportive, ils vous aident à progresser et à bien récupérer. Mais ne forcez pas trop et allez-y de façon progressive. La contraction pendant l'effort a

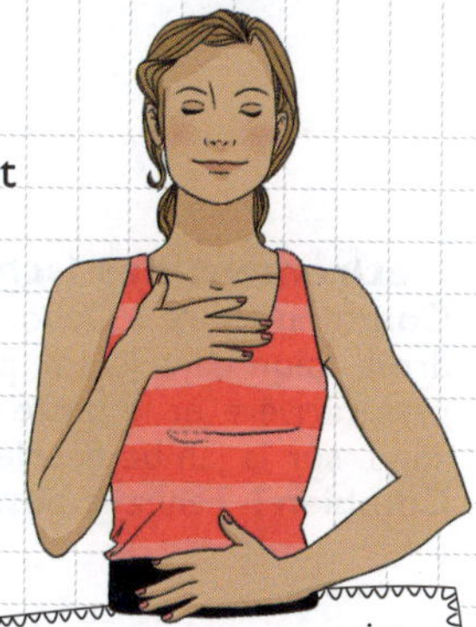

raccourci vos muscles, pas question de vous blesser en vous étirant trop fort ou trop longtemps.
Ce temps d'étirements et de respiration lente n'a pas besoin d'être long **(moins de 5 minutes de relâchement post-training)**, mais il est nécessaire pour vous faire gagner en souplesse et tenir éloignées les raideurs (dues, justement, au raccourcissement des muscles pendant le training). Pour que les étirements soient efficaces, mieux vaut penser en termes de respiration plutôt qu'en termes de durée. Faites 5 grandes inspirations, suivies de 5 profondes expirations pour chaque mouvement. Avec un minimum tout de même de 20 secondes par exercice.

Le conseil : vous avez l'impression d'avoir un peu trop sollicité vos muscles ? Gardez les étirements pour le lendemain.

L'étirement de la chaîne postérieure
Comment faire ? Allongée sur le sol, tendez les bras au-dessus de la tête et tendez les jambes. Grandissez-vous au maximum comme si on tirait sur votre tête et vos jambes. Inspirez et expirez lentement et profondément.
Combien ? Maintenez l'étirement durant 5 inspirations et 5 expirations.

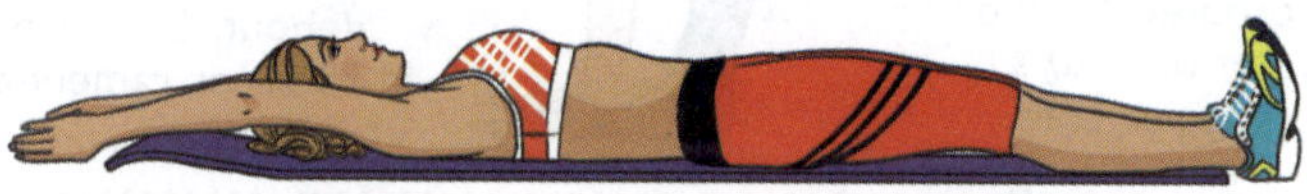

L'étirement du bas du dos
Comment faire ? Allongée sur le dos, bras en T, les genoux pliés sont remontés à 90°. Expirez et basculez les deux jambes en même temps du même côté en contrôlant la descente, tout en tournant la tête dans l'autre sens.
Combien ? Restez dans la posture durant 20 s, de chaque côté.

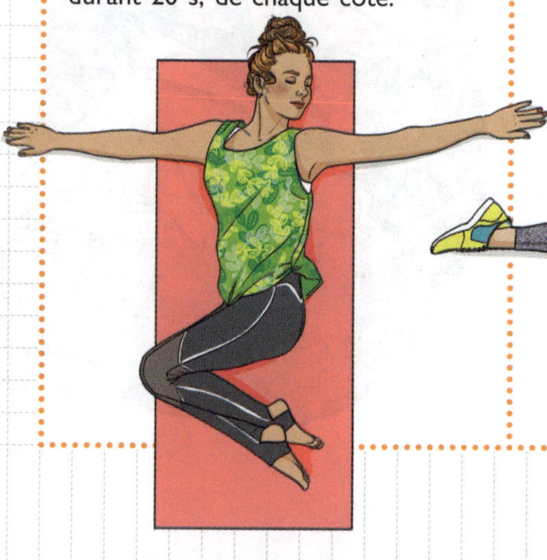

L'étirement du dos à genoux
Comment faire ? À quatre pattes, inspirez et creusez le dos en faisant ressortir les fesses. Expirez et arrondissez le dos le plus haut possible en poussant sur les mains. Sur l'expiration, le nombril est aspiré vers la colonne.
Combien ? Faites 5 répétitions.

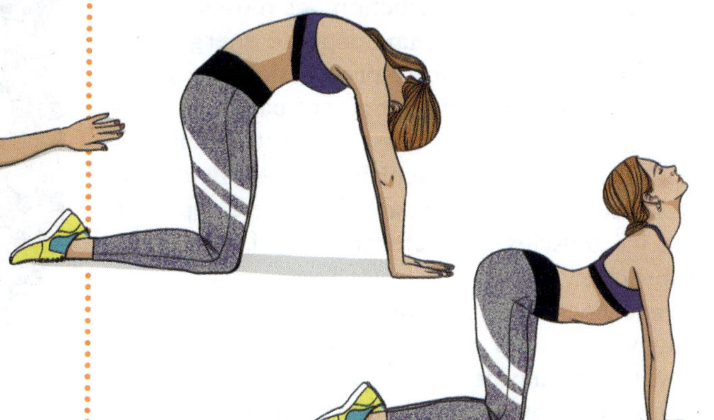

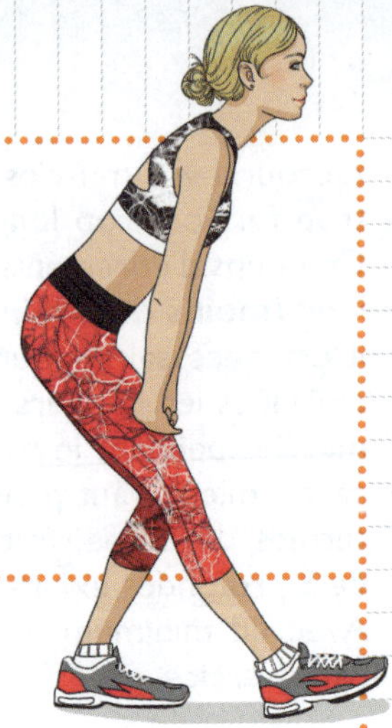

L'étirement des ischios-jambiers (arrière des cuisses)

Comment faire ? Debout, pieds de la largeur du bassin, avancez le pied droit, talon dans le sol, pointe du pied vers le ciel. Basculez les fessiers vers l'arrière et le buste vers l'avant en expirant, les deux mains en appui sur la jambe fléchie. Le dos reste droit. Changez de jambe.

Combien ? Tenez la position 20 s de chaque côté.

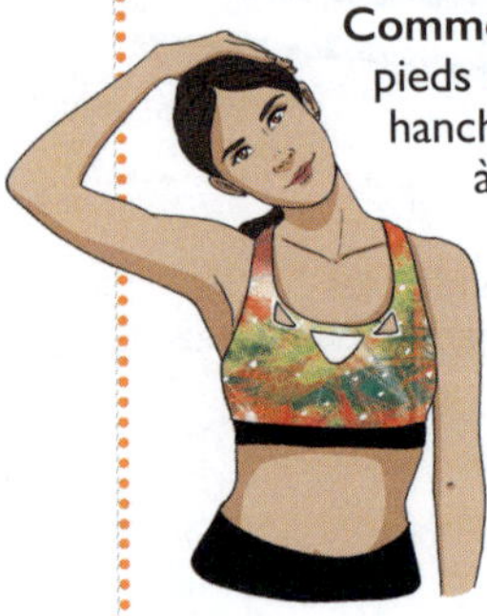

L'étirement des trapèzes

Comment faire ? Debout, pieds de la largeur des hanches. Penchez la tête à droite. Pressez légèrement la tête avec la main droite et poussez la main gauche vers le sol.

Combien ? Tenez la position 20 s de chaque côté.

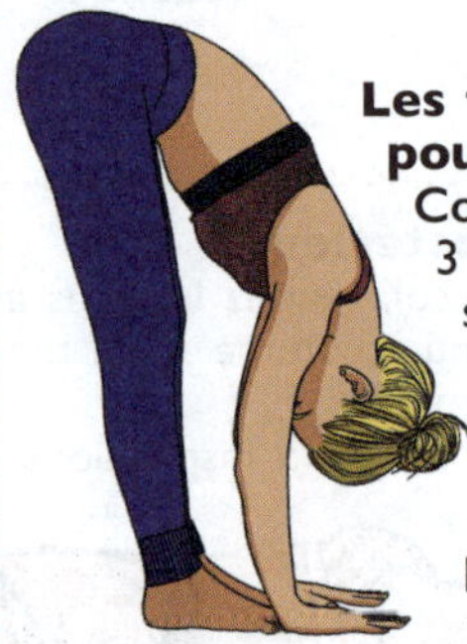

Les flexions, pour finir…

Comment faire ? Effectuez 3 flexions souples vers l'avant, soufflez fort quand vous descendez pour relâcher toutes les tensions et remontez doucement. Terminez, debout, bien droite, bombez le torse et ramenez les épaules vers l'arrière.

Bien récupérer pour mieux repartir

Workout 1 jour sur 2 : se reposer, c'est progresser !

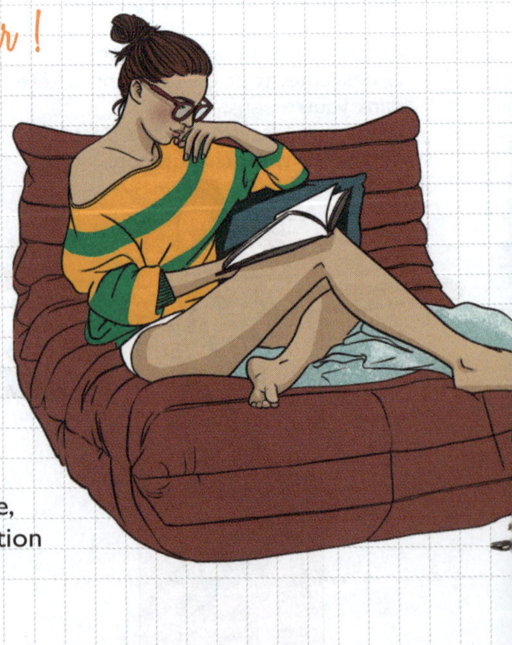

Entraînez-vous 1 jour sur 2, ménagez-vous des plages de récupération. Elles boostent votre métabolisme de base (puisque la reconstruction des muscles lésés pendant l'effort occasionne une dépense énergétique) et sont essentielles pour votre progression. Croyez-le ou non, mais le repos fait tout autant partie du programme que les trainings. C'est pendant ces phases de repos que les fibres musculaires se reconstituent, que les lésions créées pendant l'effort se réparent et que les muscles se renforcent. Bref, que vous vous musclez !

Le surentraînement n'est jamais une bonne idée. En mettant vos muscles au repos 1 jour 2, vous permettez à votre organisme de fabriquer de la testostérone, cette hormone anabolisante qui favorise la régénération des tissus. À bon entendeuse !

Le tip de Géraldine Lizard, coach fitness

« Durant les séances sportives, la production de cortisol augmente. Si cette hormone est intéressante car elle aide à brûler les graisses, en trop grande quantité, elle épuise l'organisme et risque d'endommager les muscles, voire les tendons. Il faut se reposer ! »

Vive les jours off !

Le programme de ce *Cahier gainage* prévoit déjà 4 trainings par semaine. On ne saurait trop vous conseiller de profiter des jours off pour vous reposer. Si l'envie de bouger est plus forte que vous, optez pour une marche dynamique ou un peu de natation. Évitez tout ce qui est muscu et renfo, et ne travaillez pas 2 jours de suite le même groupe musculaire (les bras ou les ischios-jambiers, par exemple).

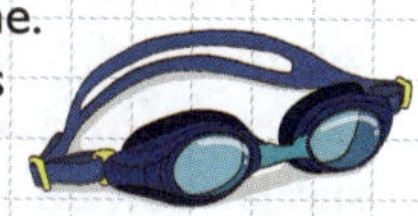

Nutrition : je mincis globalement !

Vous avez envie de dégommer quelques kilos ? Vous êtes au bon endroit ! Mais pas question de perdre du poids n'importe comment. Tout est question de tempo et de qualité de kilos perdus !

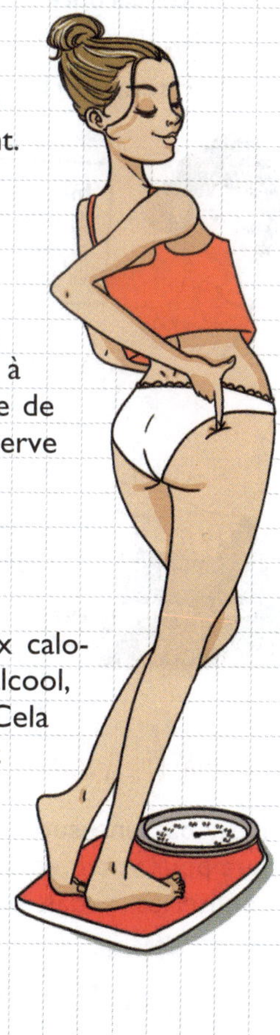

Perdre de la masse grasse et non de la masse musculaire

Inutile de vouloir brûler les étapes. Une fonte de kilos express se solde généralement par une perte en eau et en muscles, associée à une baisse des perfs et à une silhouette moins tonique. Une perte de poids réussie s'inscrit dans la durée. Elle cible la masse grasse, préserve la masse musculaire. Pour ça, on oublie la privation !

8 astuces pour une alimentation minceur équilibrée

- **Stop à la bad food**, supprimez les aliments transformés aux calories vides (boissons sucrées, barres chocolatées, viennoiseries, alcool, fritures) en les troquant contre une alimentation équilibrée. Cela suffit souvent à perdre du poids, car le sucre qu'ils contiennent déclenche le stockage du gras.

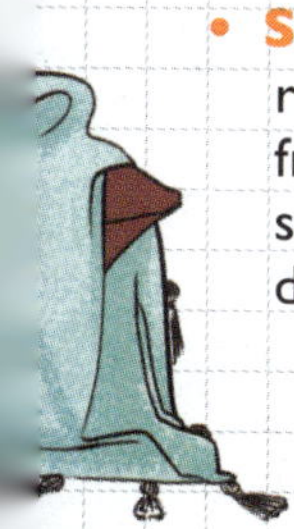

- **Réduisez vos apports caloriques**, mais pas forcément en vous affamant. En supprimant, par exemple, le dessert au dîner, en diminuant les quantités de féculents et en compensant par des légumes.

> Pour perdre du poids, le calcul est simple : les apports énergétiques doivent être inférieurs aux dépenses ! Mais ne descendez jamais en dessous de 1 200/1 300 kcal par jour, c'est le minimum dont votre organisme a besoin pour fonctionner de façon optimale, surtout si vous vous entraînez. En dessous de ce seuil, vous risquez d'être en sous-régime, sujette aux maux de tête, hypoglycémies, vertiges, fatigue… rien de très sexy ! Préférez augmenter la dépense calorique par le sport tout en mangeant raisonnablement.

- **Mangez dans des assiettes plus petites**, vous vous servirez ainsi des portions « raisonnables ».
- **Fractionnez vos apports** de façon à réduire le nombre de calories consommées sur la journée. Difficile ? Gardez par exemple votre dessert pour votre collation, vous grappillez facilement 200 kcal !
- **Prenez un petit déjeuner équilibré** et plutôt salé composé de pain complet, d'un œuf ou d'un morceau de fromage, un fruit ou un verre de jus de fruits. N'ayez pas peur de trop manger au réveil, ce premier repas servira de carburant pour le reste de la journée.

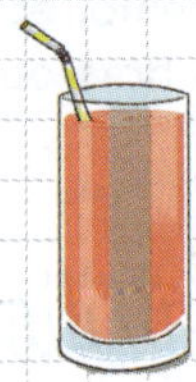

- **Faites un dîner léger**, car tout ce qui ne sera pas consommé avant le coucher sera stocké.

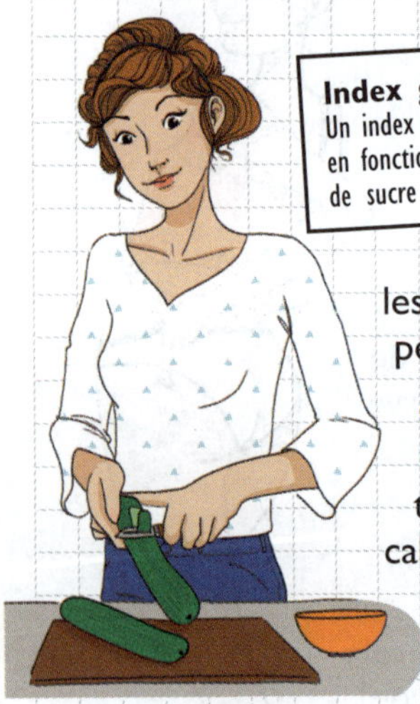

> **Index glycémique, quèsaco ?**
> Un index de référence qui classe les aliments en fonction de leur capacité à élever le taux de sucre dans le sang (glycémie).

- **Ne cuisez pas trop les aliments.** En plus de détruire les vitamines, la cuisson augmente l'index glycémique des aliments contenant des sucres (lents ou rapides), et par conséquent le taux de sucre dans le sang, ce qui favorise les pics d'insuline, les fringales et l'envie de grignoter. Tout l'inverse de ce qu'il faut pour perdre du gras !
- **Évitez les excès d'alcool.** Un verre ça va, deux verres, bye bye ventre plat ! Quoi, un petit cosmo ou un mojito siroté en terrasse serait l'ennemi de votre bidon ? Eh oui ! Car l'alcool est calorique, et c'est encore pire pour les cocktails, allongés de sirop et/ou de jus de fruits, donc de sucre. Sans oublier que l'alcool donne faim… Qui n'a jamais eu envie de se jeter sur une pizza ou un burger après une soirée un peu trop arrosée ?

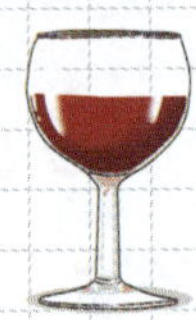

Haro sur les sucres simples…

Ce n'est pas une surprise, le sucre n'est pas idéal pour votre silhouette, et il est surtout toxique pour votre ventre. Pourquoi ? Parce qu'en trop grande quantité, le sucre (celui dont les confiseries, sodas, pâtisseries, confitures et autre junk food regorgent) favorise l'excès

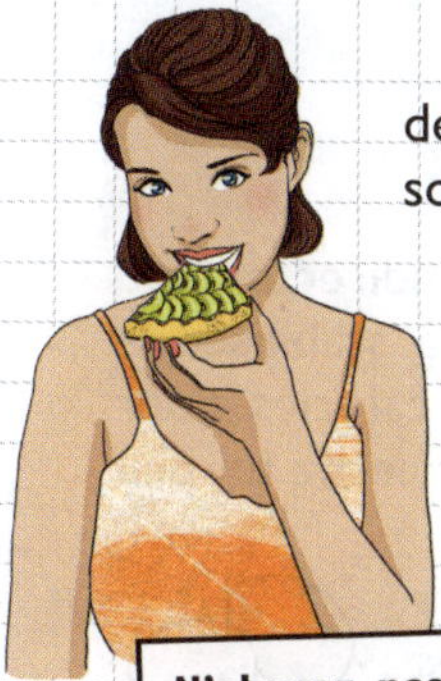

de poids. Il faut savoir que votre corps transforme le sucre soit en énergie, soit en graisse. Si vous surconsommez du sucre, votre organisme n'a pas le temps de l'utiliser comme carburant, il le transforme alors en graisses et le stocke ! Et, généralement, cette vilaine graisse vient se loger directement sur votre sangle abdominale. Bonjour, les poignées d'amour et le petit belly bien rebondi ! Pâte à tartiner, biscuits, jus de fruits, yaourts aux fruits, viennoiseries… il va falloir faire le tri dans vos placards !

N'abusez pas des bonnes choses

L'OMS (Organisation mondiale de la santé) recommande de ne pas consommer plus de 25 g de sucre par jour (5 morceaux), mais quand on sait qu'on atteint quasiment la limite avec un verre de jus d'orange du commerce (qui en contient en moyenne 18 g), on comprend l'urgence à diminuer sa consommation de saccharose et autre glucose. Repérez toutes les mentions de sucre et autres ingrédients en « -ose » sur les étiquettes, comme les ajouts de sirops (de maïs, de riz, de canne, de glucose…), de miel, de mélasse, les jus et sucre de canne ou de fruits, les extraits d'amidon modifié, de dextrine… Toutes ces appellations cachent encore du sucre !

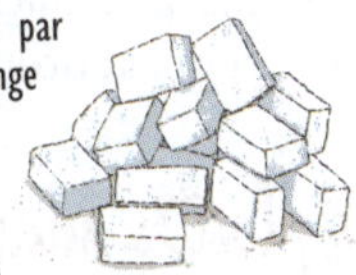

… mais ok pour les glucides, votre carburant

Les glucides sont votre première source de carburant. Une fois digérés, ils se transforment en glucose stocké dans le foie et les muscles, une source d'énergie immédiatement disponible pendant l'effort. **Les glucides sont la base de votre alimentation**, ils doivent représenter environ 65 % de votre assiette. Les aliments source de glucides sont les féculents, les fruits, les légumes, les légumes secs. Problème, si vous en consommez en excès et que votre corps n'arrive pas à tout utiliser, il va les stocker, ce qui vous fera prendre du poids. Donc mangez-en sans excès, et surtout bannissez les sucres simples pour miser plutôt sur les glucides complexes.

Les bonnes et mauvaises graisses

Ne bannissez pas les graisses de votre alimentation. Elles sont indispensables au développement et au fonctionnement de vos cellules et aux transmissions nerveuses. Les lipides doivent représenter 20 % de votre assiette.

Apprenez à bien choisir les graisses que vous consommez !

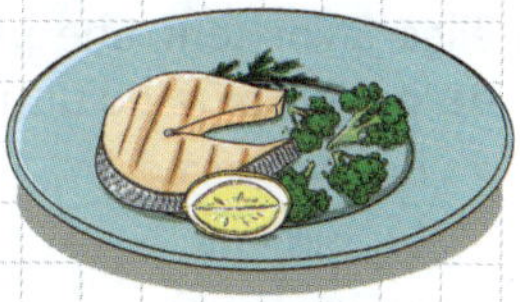

- Oubliez les graisses saturées des viandes, des plats industriels, des viennoiseries et préférez les bonnes graisses présentes dans les oléagineux, les huiles végétales, l'avocat, les poissons gras (saumon, maquereau).
- Remplacez le beurre par l'huile d'olive (riche en acide oléique, des oméga-9 indispensables à l'organisme), la crème fraîche par un yaourt à la grecque (plus digeste), l'huile de tournesol pour l'assaisonnement par l'huile de colza (riche en oméga-3, des acides gras essentiels anti-inflammatoires).

Le rôle des protéines dans la perte de poids

Les protéines sont indispensables pour la construction du muscle, ce qui, indirectement, agit sur la perte de poids et la stabilisation. Les muscles aident en effet à stabiliser le poids en augmentant le métabolisme de base, car le muscle dépense des calories pour son entretien, même au repos. Si vous perdez du muscle, au repos, vous brûlerez un peu moins de calories.
Vous trouverez des protéines dans les viandes, poissons, œufs, produits laitiers et dans les produits végétaux (céréales, légumineuses, oléagineux, soja). Elles doivent représenter environ 15 % de votre assiette.

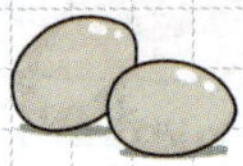

Les plantes minceur

Les plantes sont vos alliées dans votre chasse aux kilos superflus. Chacune à leur façon, elles vous donnent un sacré coup de pouce. N'hésitez pas à piocher dans cet herbier minceur…

Les plantes coupe-faim

Elles forment dans l'estomac une sorte de gel qui accélère la sensation de satiété.

- La gomme de guar
- La pectine de pomme
- Le konjac

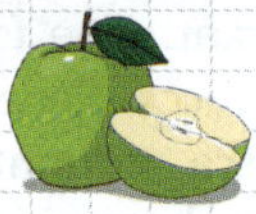

Les plantes drainantes

Elles facilitent l'élimination de l'eau et des toxines du corps. Votre atout anti-capitons ! À consommer en infusion.

- La prêle
- Les queues de cerises
- La reine-des-prés

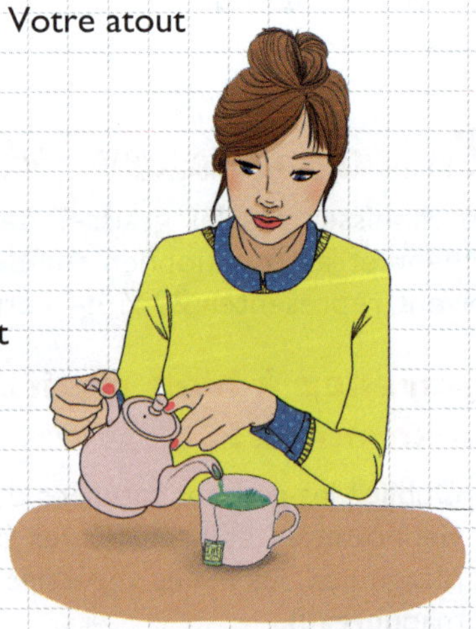

Les plantes brûle-calories

Leur action n'est pas révolutionnaire, mais en augmentant la thermogenèse (production de chaleur de l'organisme), elles favorisent une petite dépense énergétique. Un coup de pouce plus qu'un remède miracle à vos rondeurs.

- Le thé vert
- Le piment
- La guarana

Mon récap'

Circuit n° 1

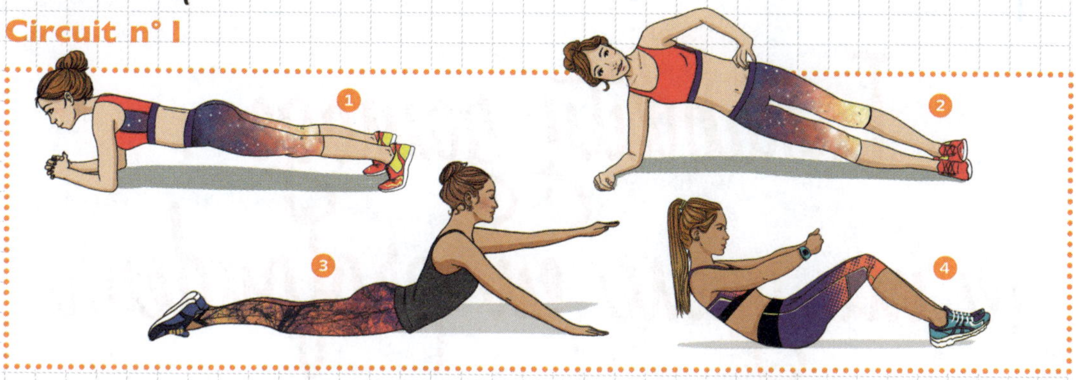

Circuit n° 2

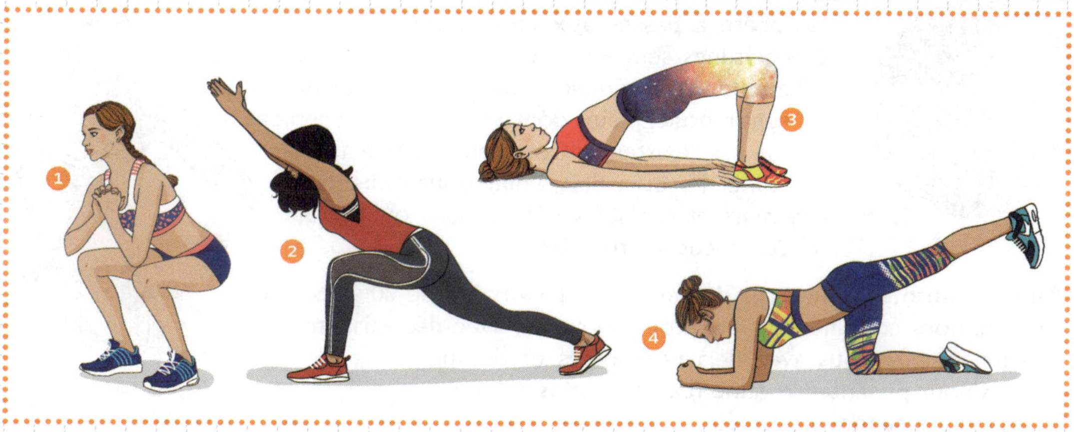

Circuit n° 3

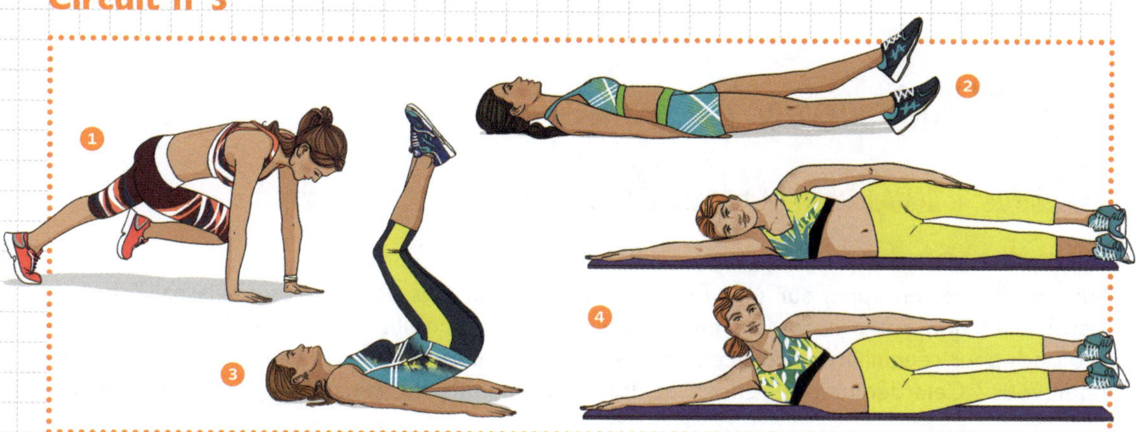

Chapitre 4

Semaines 3 et 4

Instability gainage : je me gaine en profondeur

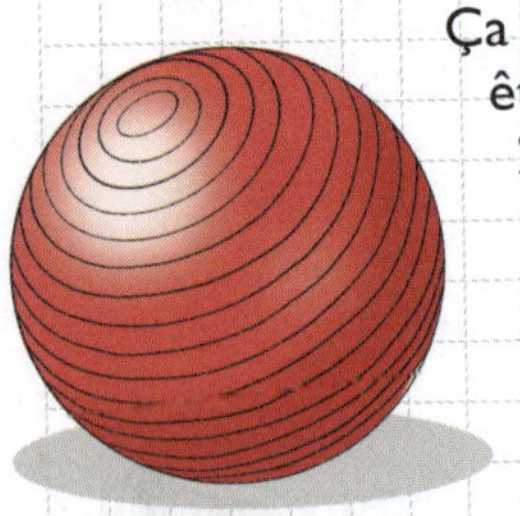

Ça y est, vous avez goûté aux joies du workout et vous êtes prête à passer aux choses sérieuses ! Pendant les 2 prochaines semaines, vous allez réveiller des muscles d'habitude peu stimulés (les muscles stabilisateurs) et sentir brûler ceux dont vous ne soupçonniez même pas l'existence. Comment ? Grâce à l'instabilité. 15 jours de training pour galber vos fessiers et tonifier vos bras, sans oublier un circuit focus ventre plat !

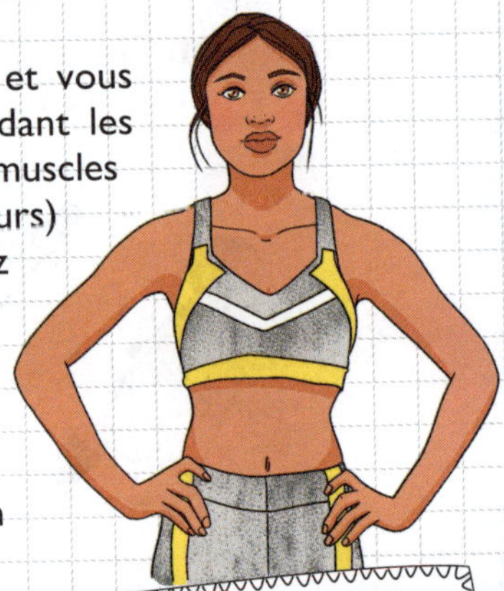

Au programme : 3 séances de gainage par semaine de 20 à 36 min environ, hors échauffement et retour au calme, avec des variantes d'exercices que vous avez déjà rencontrés et des nouveautés pour pimenter le game (bateau, abdos roll up). Et toujours **1 séance de cardio en parallèle** si vous êtes dans une optique de perte de poids (voir p. 36).

Si, à ce stade, vous ne vous sentez pas encore totalement au point, pas de panique. Il suffit de faire machine arrière et de réaliser une semaine supplémentaire du training #1.

L'instabilité, quèsaco ?

Instabilité + déséquilibre : la formule gainante

Plus d'intensité !

Sur une jambe, en appui sur une main, un bras ou sur des accessoires (Swissball®, ballon lesté) : dès que votre corps est en déséquilibre, vous mobilisez intensément vos muscles profonds pour rééquilibrer votre centre de gravité et retrouver une certaine stabilité. L'intérêt pour vous ? Cela démultiplie l'effort, et donc les résultats du gainage sur votre silhouette !

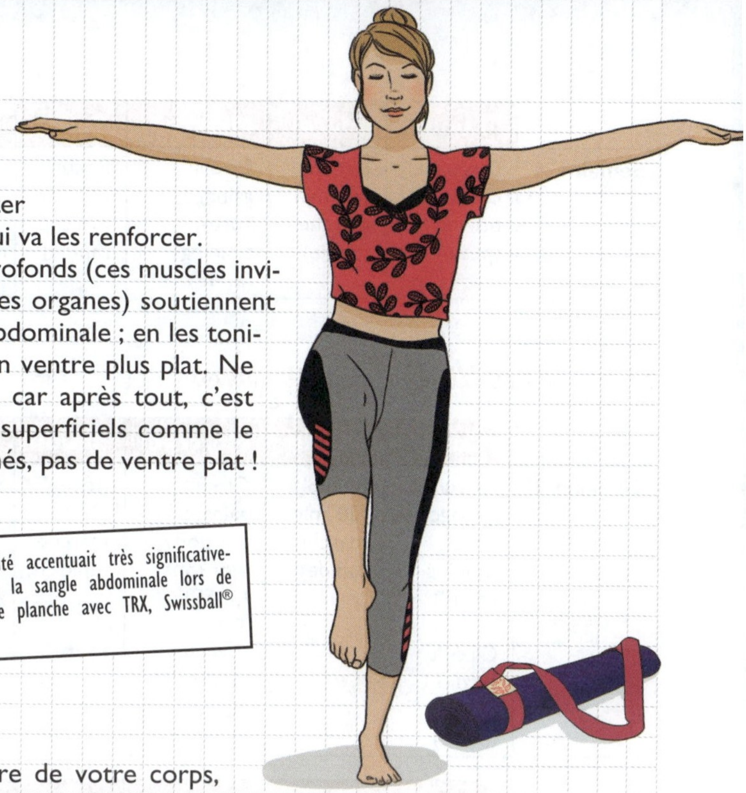

Plus de travail sur le ventre plat !

Avec l'instabilité, vous allez solliciter un max vos muscles profonds, ce qui va les renforcer. L'intérêt pour vous ? Les muscles profonds (ces muscles invisibles les plus proches des os et des organes) soutiennent la colonne vertébrale et la sangle abdominale ; en les tonifiant, vous donnez l'impression d'un ventre plus plat. Ne négligez pas les muscles profonds, car après tout, c'est sur eux que reposent les muscles superficiels comme le droit de l'abdomen. S'ils sont relâchés, pas de ventre plat !

Une étude américaine a démontré que l'instabilité accentuait très significativement le travail sur les muscles du tronc et de la sangle abdominale lors de la planche ventrale (comparaison faite entre une planche avec TRX, Swissball® et sans accessoires).

Plus de précision !

Par ailleurs, en renforçant le centre de votre corps, vous avez une meilleure redistribution de la puissance et de l'énergie pendant l'effort, ce qui vous permet de cibler des groupes musculaires précis (sangle abdominale, cuisses, fessiers, lombaires). Vous êtes donc de plus en plus efficace !

Dans ce training #2, afin de vous familiariser avec l'instabilité, les exercices se font sans accessoires. Vous les utiliserez plus tard, au cours des prochaines semaines, histoire de faire grimper l'intensité d'un cran... À vos marques !

Mon planning gainage

Si je veux me muscler

	Lundi	Mardi	Mercredi	Jeudi	Vendredi	Samedi	Dimanche
Semaine 3	Circuit gainage core-training (p. 48)	Récup' (30 min marche rapide)	Circuit cardio power (p. 36)	Récup' (30 min marche rapide)	Circuit gainage full body workout (p. 50)	Récup' (30 min marche rapide)	Circuit gainage abs workout (p. 52)

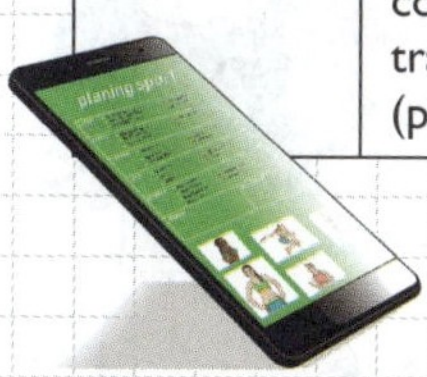

	Lundi	Mardi	Mercredi	Jeudi	Vendredi	Samedi	Dimanche
Semaine 4	Circuit cardio power (p. 36)	Récup' (30 min marche rapide)	Circuit gainage core-training (p. 48)	Récup' (30 min marche rapide)	Circuit gainage full body workout (p. 50)	Récup' (30 min marche rapide)	Circuit gainage abs workout (p. 52)

Si je veux mincir tout en me gainant

	Lundi	Mardi	Mercredi	Jeudi	Vendredi	Samedi	Dimanche
Semaine 3	Circuit gainage core-training (p. 48) + Circuit cardio power (p. 36)	Récup' (30 min marche rapide)	Circuit gainage full body workout (p. 50) + Circuit cardio power (p. 36)	Récup' (30 min marche rapide)	Circuit gainage abs workout (p. 52) + Circuit cardio power (p. 36)	Récup' (30 min marche rapide)	Séance cardio au choix (run, vélo, zumba, natation)

	Lundi	Mardi	Mercredi	Jeudi	Vendredi	Samedi	Dimanche
Semaine 4	Circuit gainage core-training (p. 48) + Circuit cardio power (p. 36)	Récup' (30 min marche rapide)	Circuit gainage full body workout (p. 50) + Circuit cardio power (p. 36)	Récup' (30 min marche rapide)	Circuit gainage abs workout (p. 52) + Circuit cardio power (p. 36)	Récup' (30 min marche rapide)	Séance cardio au choix (run, vélo, zumba, natation)

Circuit n° 1 : core-training

L'objectif de ce 1er circuit ?

Ici, le focus est fait sur le centre du corps (core) avec pour objectif de rendre votre corps plus résistant à l'effort grâce à l'instabilité. Au cœur du circuit, la planche et sa variante latérale, qui sollicitent plusieurs groupes musculaires à la fois pour un travail complet. Vos principales alliées pour une silhouette harmonieuse et des muscles dessinés !

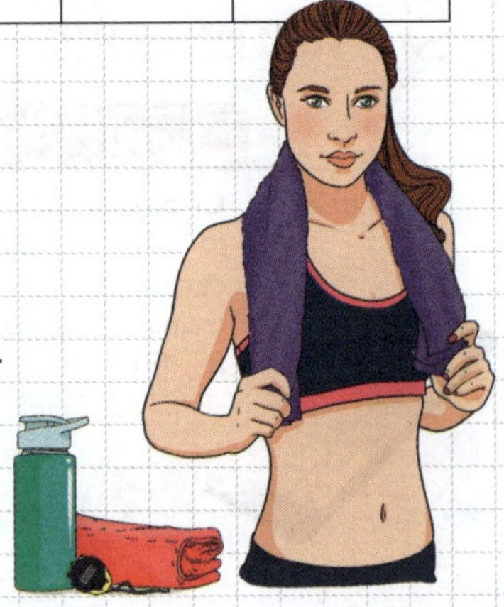

Plus de travail sur le ventre plat !

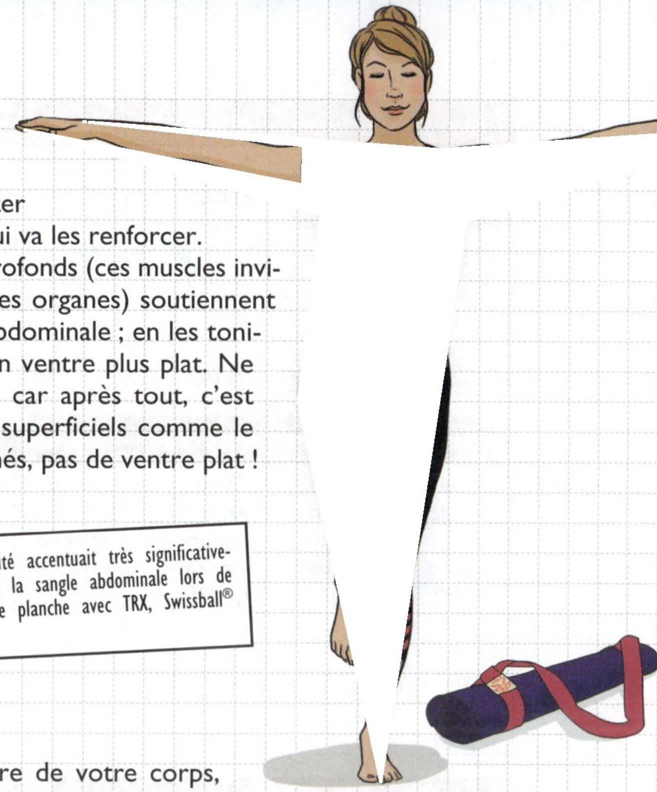

Avec l'instabilité, vous allez solliciter un max vos muscles profonds, ce qui va les renforcer. L'intérêt pour vous ? Les muscles profonds (ces muscles invisibles les plus proches des os et des organes) soutiennent la colonne vertébrale et la sangle abdominale ; en les tonifiant, vous donnez l'impression d'un ventre plus plat. Ne négligez pas les muscles profonds, car après tout, c'est sur eux que reposent les muscles superficiels comme le droit de l'abdomen. S'ils sont relâchés, pas de ventre plat !

Une étude américaine a démontré que l'instabilité accentuait très significativement le travail sur les muscles du tronc et de la sangle abdominale lors de la planche ventrale (comparaison faite entre une planche avec TRX, Swissball® et sans accessoires).

Plus de précision !

Par ailleurs, en renforçant le centre de votre corps, vous avez une meilleure redistribution de la puissance et de l'énergie pendant l'effort, ce qui vous permet de cibler des groupes musculaires précis (sangle abdominale, cuisses, fessiers, lombaires). Vous êtes donc de plus en plus efficace !

Dans ce training #2, afin de vous familiariser avec l'instabilité, les exercices se font sans accessoires. Vous les utiliserez plus tard, au cours des prochaines semaines, histoire de faire grimper l'intensité d'un cran… À vos marques !

Mon planning gainage

Si je veux me muscler

	Lundi	Mardi	Mercredi	Jeudi	Vendredi	Samedi	Dimanche
Semaine 3	Circuit gainage core-training (p. 48)	Récup' (30 min marche rapide)	Circuit cardio power (p. 36)	Récup' (30 min marche rapide)	Circuit gainage full body workout (p. 50)	Récup' (30 min marche rapide)	Circuit gainage abs workout (p. 52)

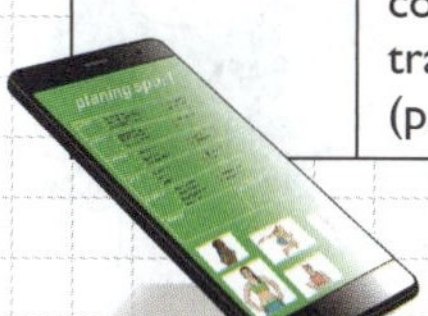

	Lundi	Mardi	Mercredi	Jeudi	Vendredi	Samedi	Dimanche
Semaine 4	Circuit cardio power (p. 36)	Récup' (30 min marche rapide)	Circuit gainage core-training (p. 48)	Récup' (30 min marche rapide)	Circuit gainage full body workout (p. 50)	Récup' (30 min marche rapide)	Circuit gainage abs workout (p. 52)

Si je veux mincir tout en me gainant

	Lundi	Mardi	Mercredi	Jeudi	Vendredi	Samedi	Dimanche
Semaine 3	Circuit gainage core-training (p. 48) + Circuit cardio power (p. 36)	Récup' (30 min marche rapide)	Circuit gainage full body workout (p. 50) + Circuit cardio power (p. 36)	Récup' (30 min marche rapide)	Circuit gainage abs workout (p. 52) + Circuit cardio power (p. 36)	Récup' (30 min marche rapide)	Séance cardio au choix (run, vélo, zumba, natation)

	Lundi	Mardi	Mercredi	Jeudi	Vendredi	Samedi	Dimanche
Semaine 4	Circuit gainage core-training (p. 48) + Circuit cardio power (p. 36)	Récup' (30 min marche rapide)	Circuit gainage full body workout (p. 50) + Circuit cardio power (p. 36)	Récup' (30 min marche rapide)	Circuit gainage abs workout (p. 52) + Circuit cardio power (p. 36)	Récup' (30 min marche rapide)	Séance cardio au choix (run, vélo, zumba, natation)

Circuit n° 1 : core-training

L'objectif de ce 1er circuit ?

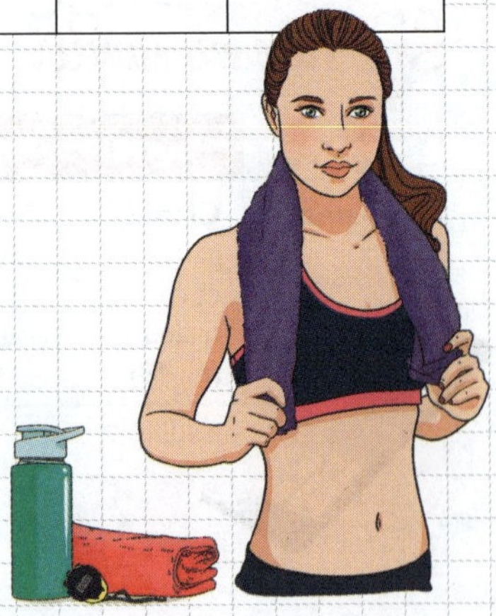

Ici, le focus est fait sur le centre du corps (core) avec pour objectif de rendre votre corps plus résistant à l'effort grâce à l'instabilité. Au cœur du circuit, la planche et sa variante latérale, qui sollicitent plusieurs groupes musculaires à la fois pour un travail complet. Vos principales alliées pour une silhouette harmonieuse et des muscles dessinés !

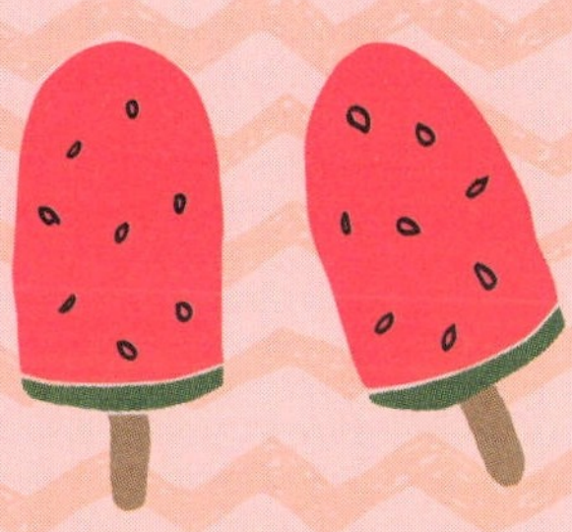

MY LIFE IS BEAUTIFUL

MON CAHIER

Gainage full body

Planche en instabilité

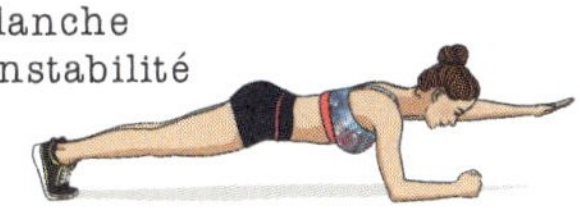

Planche latérale en instabilité

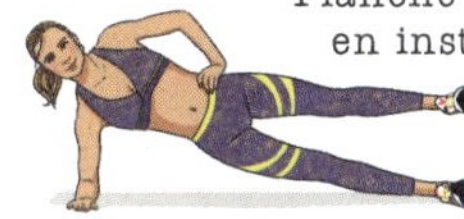

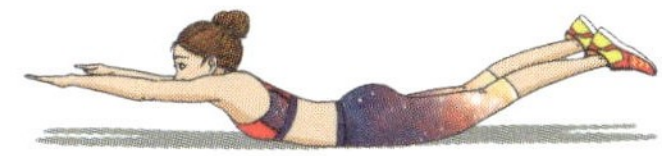

Superwoman

Abdos roll up en instabilité

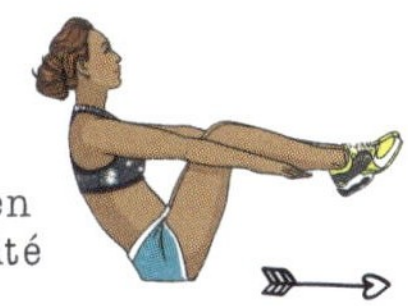

Top 5 des best practices

Aspirer le nombril pendant la planche

Supprimer les excitants et manger du potassium pour éviter les courbatures

Travailler en appui sur des haltères pour soulager les poignets

Compter les temps d'étirement en respirations

Se challenger avec une copine

Suivi poids

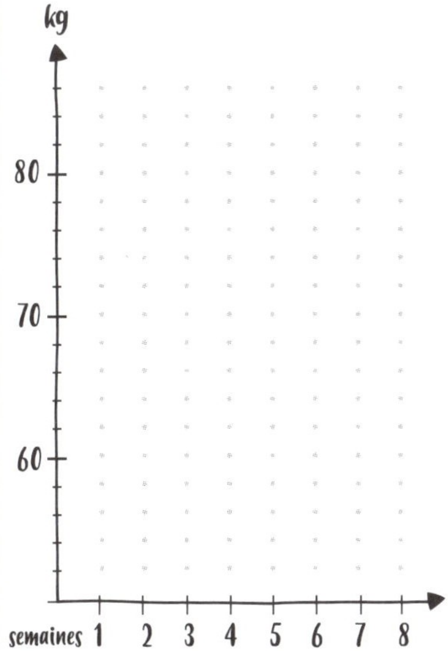

NOTES

Abs sculpt

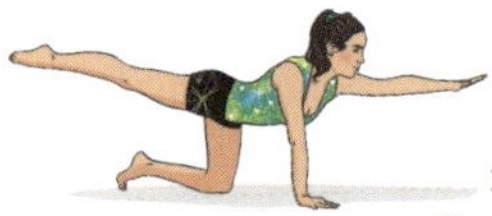

Donkey kicks en instabilité

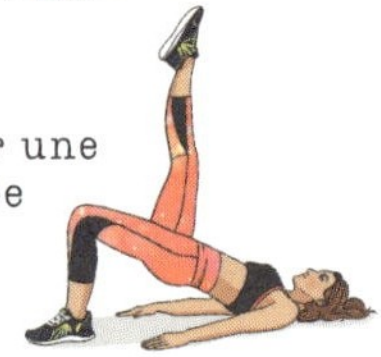

Pont sur une jambe

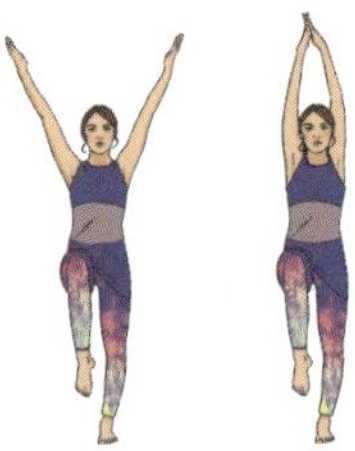

Arbre dynamique sur une jambe

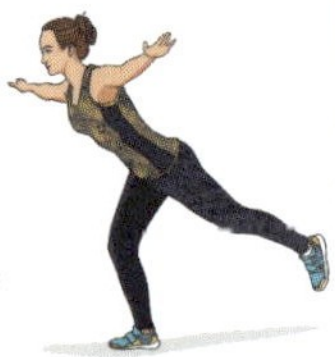

Oiseau sur une jambe

NOTES

LE TOP 8

PLANTES DIGESTION ET VENTRE PLAT

1. Probiotiques (kimchi, choux, kéfir, yaourt)
2. Papaye
3. Carottes
4. Ananas
5. Artichaut
6. Légumes verts
7. Citron
8. Radis noir

Respire !

SUIVI MENSURATIONS

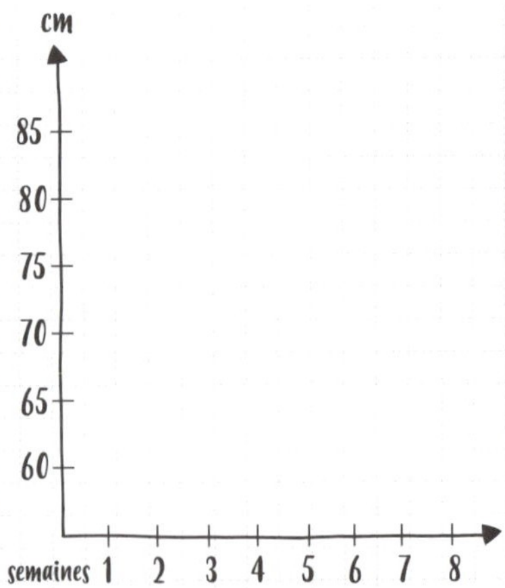

Tour de taille

Tour de hanches

Tour de cuisse

Mantra

LE GAINAGE, C'EST UN SEUL DÉFI : TENIR LA POSTURE JUSQU'À LA FIN DU CHRONO.

YOU CAN DO IT !

Mantra

J'inspire : je prends des forces.
J'expire : je me bats jusqu'au bout.

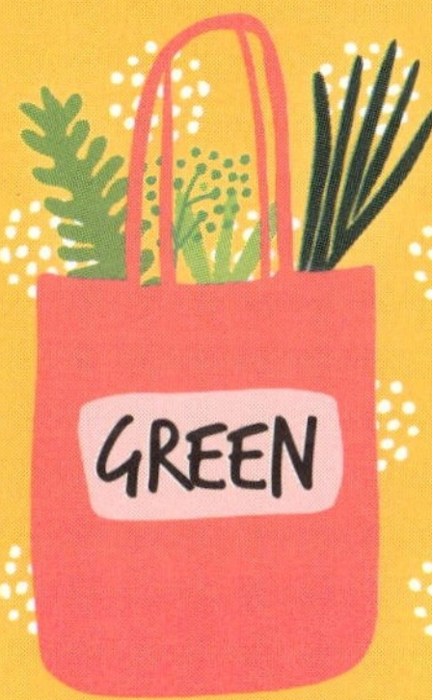

MASSAGE

ANTI-COURBATURE

2 gouttes d'HE de gaulthérie couchée + 8 gouttes d'HV d'amande douce

Massez doucement les zones douloureuses

Bye-bye crampes, courbatures, contractures !

TOP DES ALIMENTS ANTI-COURBATURES

Haricots blancs
•
Lentilles
•
Épinards
•
Pommes de terre
•
Avocat
•
Banane
•
Noix, amandes, pistaches

tracker

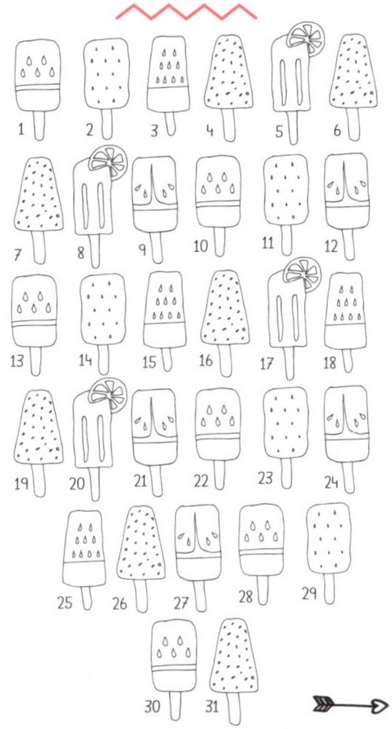

notes

Top des plantes minceur

Coupe-faim :

LA GOMME GUA, LA POMME, LE KONJAC

• ♦ •

Drainantes :

LA PRÊLE, LES QUEUES DE CERISES, LA REINE-DES-PRÉS

• ♦ •

Brûle-graisse :

LE THÉ VERT, LE PIMENT, LE GUARANA

notes

Tartine collation

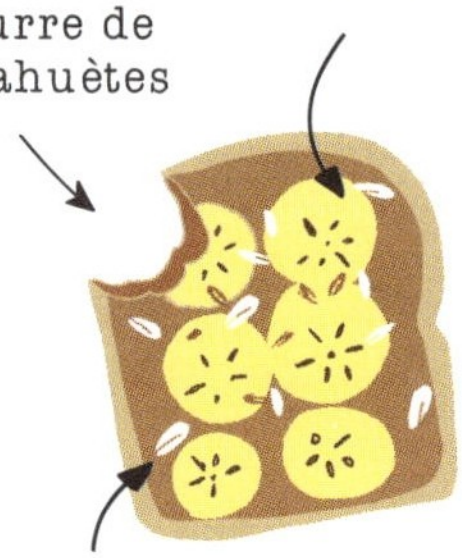
Tranche de pain complet tartinée de beurre de cacahuètes
Fines rondelles de banane
Amandes effilées et cacahuètes concassées

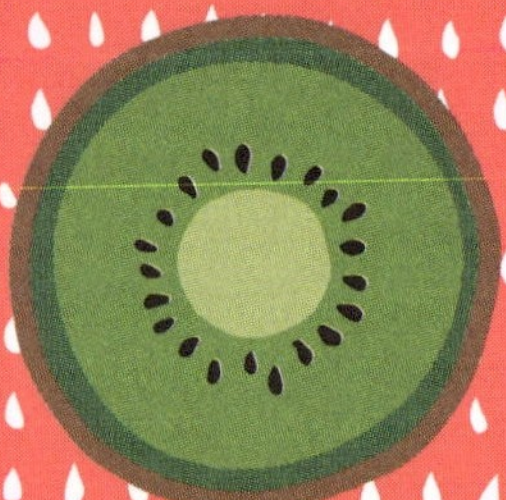

La légende

Au recto, coloriez la case du jour si vous avez fait votre séance de gainage, sinon ne coloriez pas.

Vous faites ainsi votre suivi de training !

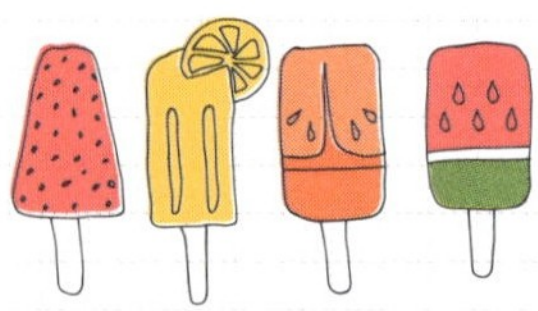

MANTRA

Plank challenge

▼

abs work out

▼

flat tummy

Je programme le chrono

Temps d'effort

Niveau 1 : débutante	Niveau 2 : intermédiaire	Niveau 3 : confirmée
– 30 s d'effort*/30 s de repos – Réalisez 5 tours	– 45 s d'effort*/45 s de repos – Réalisez 4 tours	– 1 min d'effort*/1 min de repos – Réalisez 3 tours

* Voir l'encadré en bas de p. 31.

Durée de la séance : selon votre niveau, **25 à 30 min**, hors échauffement et retour au calme, à réaliser **1 fois par semaine** durant les 2 prochaines semaines.

N'oubliez pas l'échauffement (p. 30).

1 Planche en instabilité

C'est bon pour : les muscles profonds de la sangle abdominale, et de façon secondaire, les bras, les cuisses, les fessiers. Le transverse est engagé pour un ventre plus plat, vous vous musclez sans prendre en volume.

Comment faire ? Face au sol, en appui sur la pointe des pieds et les coudes. Tête, épaules et hanches sont alignées, votre dos est bien droit, votre corps est le plus parallèle possible au sol. Tendez le bras et tenez la position. À la fin de votre temps d'effort, changez de bras.

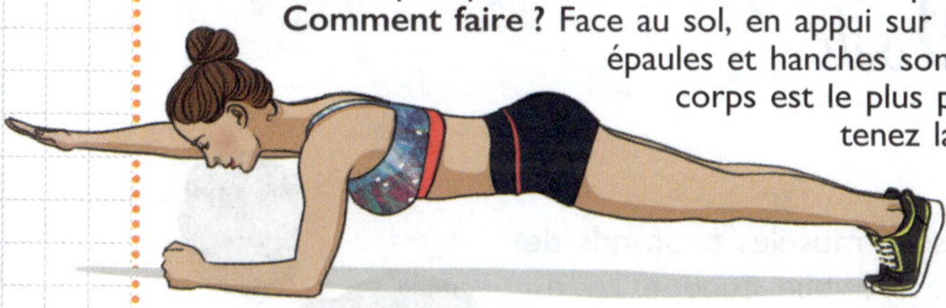

Option easy : mettez-vous sur les genoux.

Option warrior : tendez le bras droit et la jambe gauche, puis alternez.

2 Planche latérale en instabilité

C'est bon pour : les obliques. Un exercice parfait pour affiner la taille.

Comment faire ? Au sol, en appui sur le côté sur l'avant-bras, un pied au sol, levez et tendez la jambe du haut. Poussez les hanches vers le haut pour que votre corps dessine une ligne droite. Tenez la position pendant votre temps d'effort.

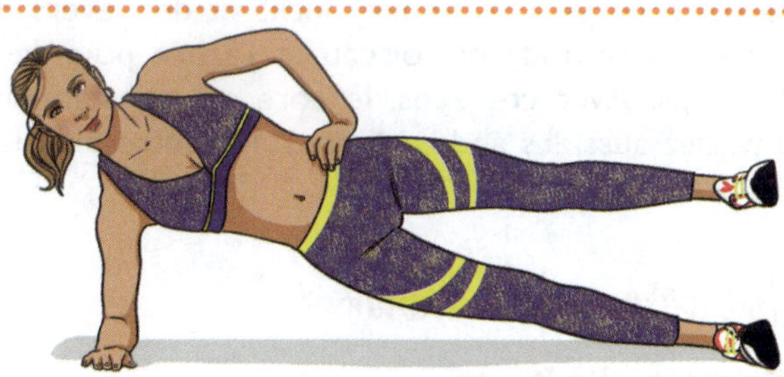

Option warrior : si vous n'avez pas mal au poignet, mettez-vous sur la main et tendez le bras.

3 Superwoman

C'est bon pour : gainer les lombaires, les abdos et aussi les fessiers si vous les contractez volontairement. Un très bon exercice pour réduire les douleurs dorsales.

Comment faire ? Allongée à plat ventre, bras et jambes tendus. Contractez les abdos pour protéger votre dos, inspirez et décollez les bras, le buste et les deux jambes. Tenez la position durant votre temps d'effort. Cherchez à vous grandir tout en gardant le regard vers le sol, sans cambrer le dos. Pour ne pas vous faire mal, vous êtes obligée de gainer le ventre et de serrer les fessiers. Ne bloquez pas votre respiration.

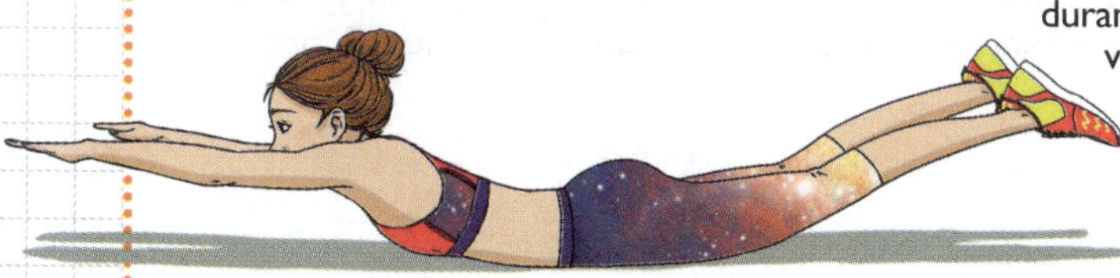

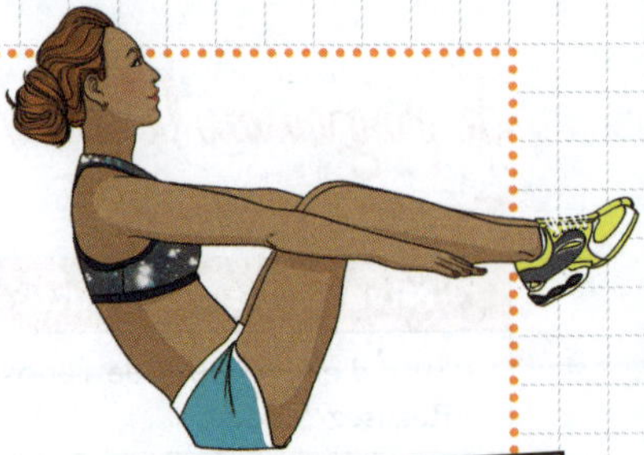

4 Abdos roll up en instabilité
C'est bon pour : travailler les abdos profonds (transverse).
Comment faire ? Assise au sol en équilibre sur les fesses, le buste légèrement en arrière, tendez les bras devant vous et ramenez les jambes à 90° vers votre buste. Gardez les mains en contact avec les chevilles et gainez votre ventre. Les épaules sont basses, le bassin est en rétroversion.
Respirez doucement et profondément en tenant la position pendant toute la durée de votre temps d'effort.

Un doute sur un exo ?
Adams vous coache et répond à toutes vos questions sur ces gainage trainings, sur sa page Facebook @erasport-coaching.

Mon retour au calme post-training

Après votre séance, n'oubliez pas de vous étirer doucement (voir p. 38).

Circuit n° 2 : full body workout

L'objectif de ce 2e circuit ?

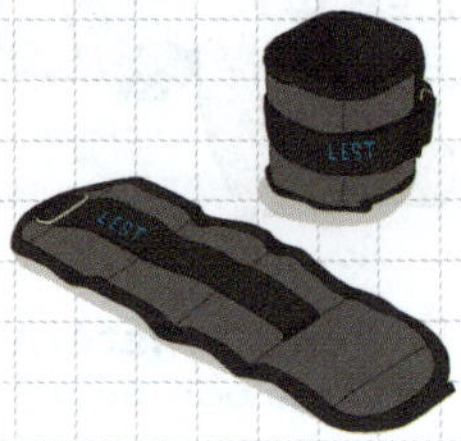

Fessiers rebondis, ischios sculptés, dos musclé, muscles profonds de la sangle abdominale tonifiés, cette séance n'oublie aucune zone de votre corps. Des donkey kicks et des levers de bassin pour la partie lower body et l'oiseau et l'arbre pour le training du haut du corps. Avec ces exos, le core est constamment engagé et vous travaillez aussi les abdos. À vous, le ventre plat, le tout en version power grâce à l'instabilité !

Je programme le chrono

Temps d'effort

Niveau 1 : débutante	Niveau 2 : intermédiaire	Niveau 3 : confirmée
– 30 s d'effort*/30 s de repos – Réalisez 5 tours	– 45 s d'effort*/45 s de repos – Réalisez 4 tours	– 1 min d'effort*/1 min de repos – Réalisez 3 tours

* Voir l'encadré en bas de p. 31.

Durée de la séance : selon votre niveau, **27, 30 ou 33 min** (voir profil p. 21), hors échauffement et retour au calme, à réaliser **1 fois par semaine** durant les 2 prochaines semaines.

Let's go !

N'oubliez pas l'échauffement (p. 30).

1 Donkey kicks en instabilité

C'est bon pour : les fessiers ainsi que les ischios-jambiers et les abdos profonds.

Comment faire ? À quatre pattes sur les mains et les genoux, levez le bras droit bien tendu devant vous et levez la jambe gauche. Effectuez des mouvements de mini-amplitude de haut en bas avec votre jambe. Changez de jambe à la fin de votre durée d'effort sans faire de pause.

Pensez à bien rentrer et gainer le ventre pour ne pas creuser le dos. Contractez volontairement les fessiers et regardez le sol pour éviter les tensions dans les cervicales.

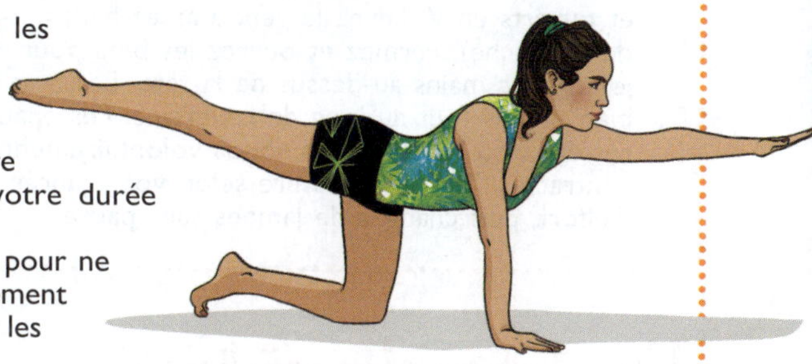

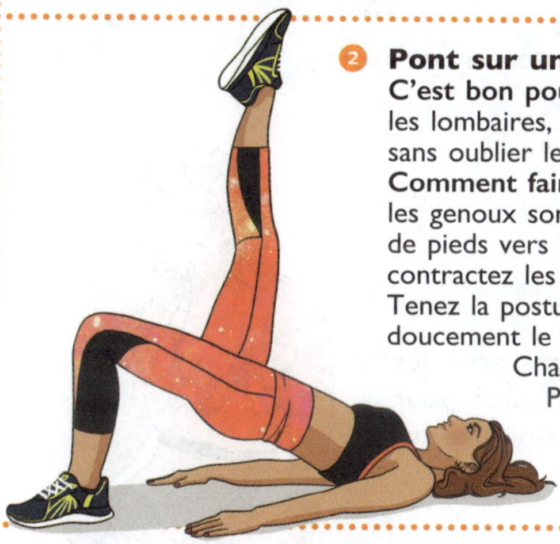

2 Pont sur une jambe

C'est bon pour : travailler la chaîne postérieure basse, un peu les lombaires, surtout les ischios-jambiers (arrière des cuisses), sans oublier les fessiers !

Comment faire ? Allongée sur le dos, les bras le long du corps, les genoux sont pliés, le talon gauche posé au sol, les pointes de pieds vers le plafond. Levez la jambe droite. Sur l'expiration, contractez les abdos et les fessiers et levez le bassin et le dos. Tenez la posture pendant votre durée d'effort. Redescendez doucement le fessier en inspirant, sans le reposer au sol. Changez de jambe sans pause.

Plus les talons sont éloignés des fesses plus vous travaillez les ischios. Mais attention, ça brûle !

Option easy : posez le pied à plat au sol.

3 Oiseau sur une jambe

C'est bon pour : travailler la chaîne postérieure, dont le dos (trapèzes), les fessiers (pensez à les contracter volontairement), les bras et la cuisse d'appui.

Comment faire ? Debout, pieds écartés de la largeur du bassin, genoux légèrement fléchis, penchez le buste en avant, sortez la poitrine, tendez une jambe en arrière. Étirez votre dos et ne le cambrez pas, gardez le regard vers le sol. Partez les bras le long du corps et levez-les (légèrement fléchis) sur les côtés jusqu'à l'horizontale. Sur la montée, forcez la contraction comme si vous vouliez que vos omoplates se touchent. Pensez à bien gainer le ventre, à contracter les abdos et serrez les fessiers. Tenez la posture selon votre durée d'effort.

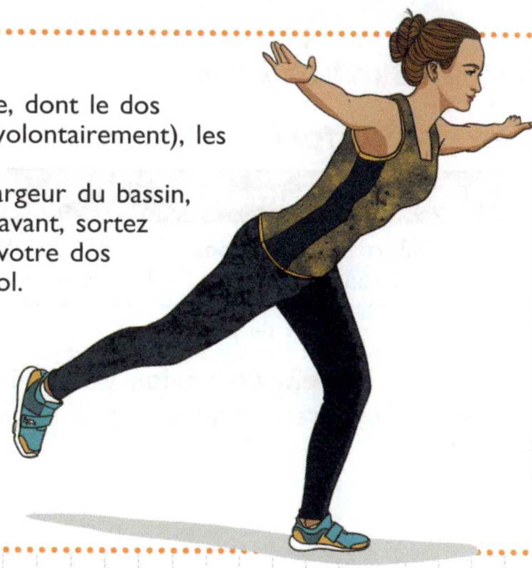

4 **Arbre dynamique sur une jambe**

C'est bon pour : sculpter son ventre (transverse et obliques sont engagés), travailler ses épaules et renforcer les fessiers sollicités en situation d'instabilité.

Comment faire ? Debout, bien droite, les bras levés et ouverts en V. Levez le genou assez haut (au-dessus de la hanche). Fermez et ouvrez les bras pour joindre les mains au-dessus de la tête. Les bras sont bien tendus tout au long de l'exercice. Les épaules restent bien basses et les abdos volontairement contractés. Tenez la posture selon votre durée d'effort, puis changez de jambes sans pause.

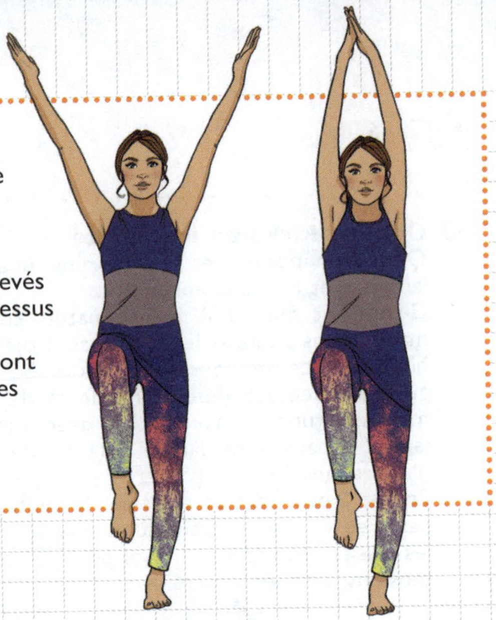

Mon retour au calme post-training

Après votre séance, n'oubliez pas de vous étirer doucement (voir p. 38).

Circuit n° 3 : abs workout

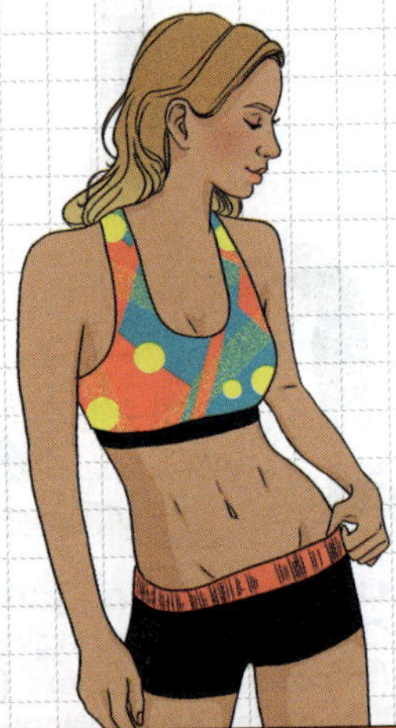

L'objectif de ce 3e circuit ?

Cette séance spéciale abs cible en priorité le transverse, les obliques et le grand droit de l'abdomen en instabilité pour plus d'intensité. Objectif ventre plus fit et tour de taille qui s'affine… à vue d'œil ! *Be strong !*

Je programme le chrono

Temps d'effort

Niveau 1 : débutante	Niveau 2 : intermédiaire	Niveau 3 : confirmée
– 30 s d'effort*/30 s de repos – Réalisez 5 tours	– 45 s d'effort*/45 s de repos – Réalisez 4 tours	– 1 min d'effort*/1 min de repos – Réalisez 3 tours

* Voir l'encadré en bas de p. 31.

Durée de la séance : selon votre niveau, **27, 30 ou 33 min** (voir profil p. 21), hors échauffement et retour au calme, à réaliser **1 fois par semaine** durant les 2 prochaines semaines.

Let's go !

N'oubliez pas l'échauffement (p. 30).

❶ Abdos twist coudes-genoux

C'est bon pour : les obliques pour sculpter la taille.
Comment faire ? Allongée sur le dos, remontez les jambes à 90°, les genoux sont dans l'alignement des hanches. Placez vos mains sur les tempes au-dessus des oreilles. Remontez le buste et, pendant toute votre durée d'effort, faites de petites rotations de gauche à droite pour que les coudes touchent l'extérieur des genoux (coude droit touche genou droit). Le haut du corps est bien regroupé. Pensez à bien respirer.

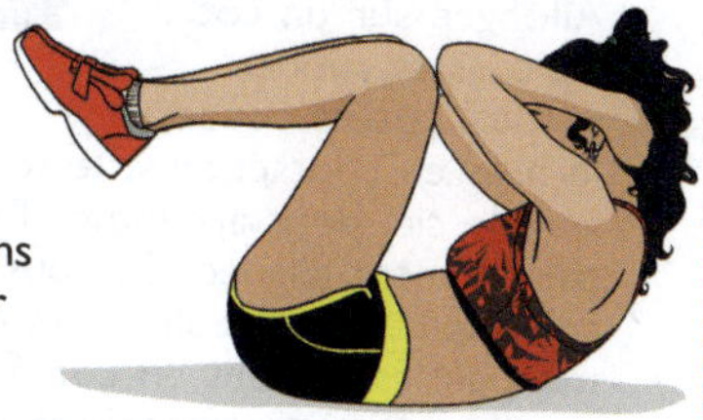

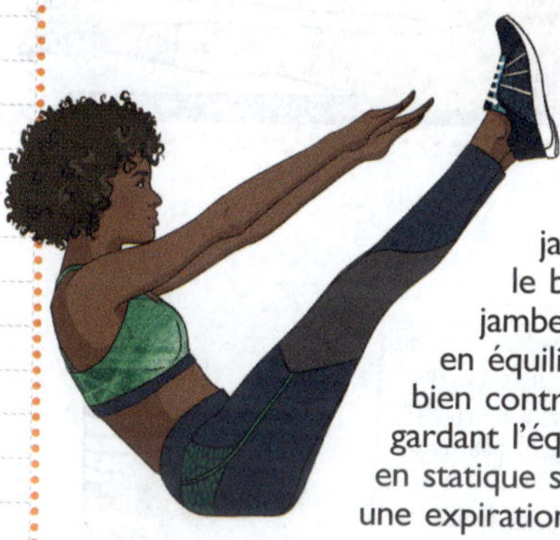

❷ Bateau

C'est bon pour : augmenter la force des muscles abdominaux. Un exercice exigeant qui travaille efficacement le grand droit et le transverse pour un ventre plus plat et des abdos bien dessinés. Le mouvement d'enroulement est aussi très bon pour la colonne.
Comment faire ? Allongée sur le dos, décollez un peu les jambes du sol, les bras sont tendus derrière la tête. Plaquez bien le bas de votre dos au sol. Expirez en remontant le buste et les jambes, les bras tendus vers le plafond jusqu'à ce que vous soyez assise en équilibre sur l'arrière des os du bassin. Gardez les abdos et le périnée bien contractés. Inspirez en allongeant les bras vers les pieds tout en gardant l'équilibre, la nuque allongée et les épaules basses. Tenez la posture en statique selon votre durée d'effort. Redescendez le buste et les jambes sur une expiration. Veillez à bien dérouler la colonne vertèbre après vertèbre.

❸ Crunchs genoux-coudes

C'est bon pour : travailler efficacement la partie basse des abdominaux. L'instabilité engage les muscles profonds pour un ventre plus plat et le mouvement travaille les muscles superficiels sous le nombril pour un début de six pack !
Comment faire ? Allongée sur le dos, levez les jambes pliées à 90°. Décollez les épaules, tendez les bras devant vous, ramenez les genoux vers vous pour qu'ils touchent les avant-bras, qui restent bien tendus. Pendant la durée de l'effort, effectuez un petit mouvement de balancier sans que les jambes ne redescendent trop bas, décollez bien les épaules, les fessiers restent en contact avec le sol.

Le conseil : vous avez la nuque qui tire pendant l'exercice ? C'est que vous forcez plus sur votre cou que sur vos abdos. Contractez ces derniers au maximum.

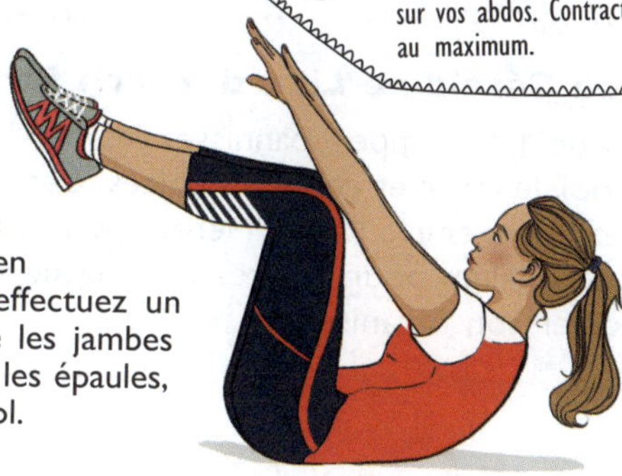

4 Side kick

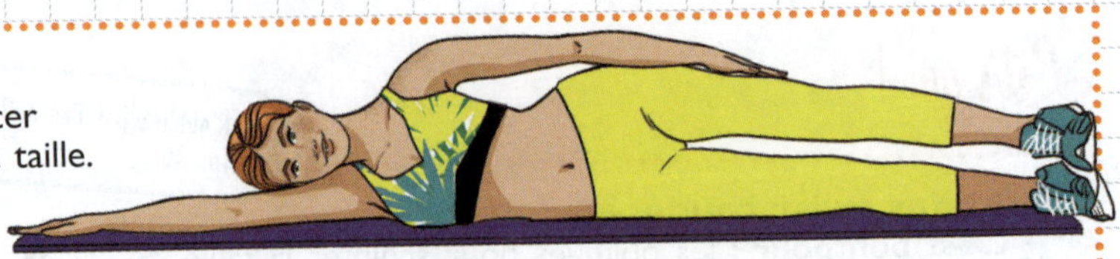

C'est bon pour : renforcer les obliques et sculpter la taille.

Comment faire ?

Allongée sur un côté, les bras et jambes tendus, la tête posée sur le bras en contact avec le sol, l'autre bras tendu vers le ciel pour accentuer l'instabilité. Vous êtes parfaitement alignée. En vous aidant du bras au sol, expirez en décollant les jambes vers le haut mais en les gardant en contact. Tenez la position. Puis recommencez de l'autre côté. Pour bien rester dans l'axe, vous n'avez d'autre solution que d'être parfaitement gainée : serrez la sangle abdominale et les fessiers.

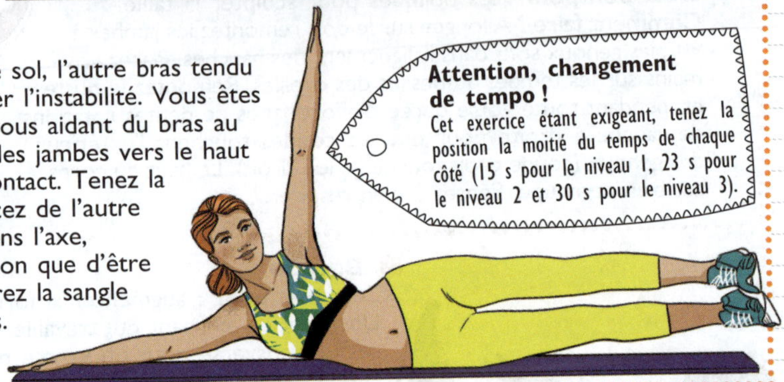

Attention, changement de tempo !

Cet exercice étant exigeant, tenez la position la moitié du temps de chaque côté (15 s pour le niveau 1, 23 s pour le niveau 2 et 30 s pour le niveau 3).

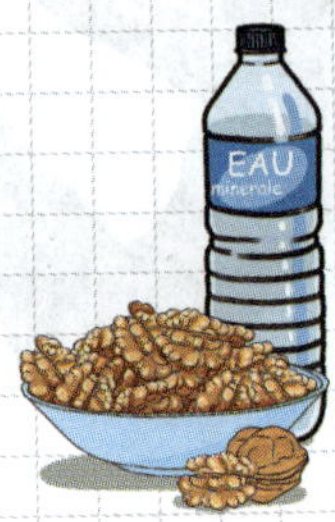

Ça pique ! J'ai des crampes, je fais quoi ?

La crampe est une contraction musculaire involontaire qui peut faire très mal. Ses causes ne sont pas toujours clairement définies, mais une fatigue musculaire associée à une diététique mal adaptée (déficit en magnésium, calcium, potassium et/ou sodium) et un manque d'hydratation pourraient favoriser son apparition.

Vous êtes prise d'une crampe ? Étirez doucement le muscle. Une compresse froide peut également atténuer la douleur. En prévention, hydratez-vous correctement et renforcez votre apport en potassium (un oligoélément qui participe à la contractilité du muscle). Vous le trouverez en bonne quantité dans les haricots blancs, les lentilles, les épinards, les pommes de terre, l'avocat, les bananes, les noix, les amandes, les pistaches…).

Le tip de Géraldine Lizard, coach fitness

« Pour éviter les crampes, bannissez les produits à effets excitants comme le thé, le café, l'alcool, le tabac et certaines épices. Ces produits fatiguent davantage les muscles. Choisissez par exemple l'eau d'Hépar® pour faire le plein d'oligoéléments, elle contient 549 mg de calcium pour 1 litre, 119 mg de magnésium, 4,1 mg de potassium, idéal pour booster son organisme. »

Mon retour au calme post-training

Après votre séance, n'oubliez pas de vous étirer doucement (voir p. 38).

Récup' : dur, dur, les courbatures !

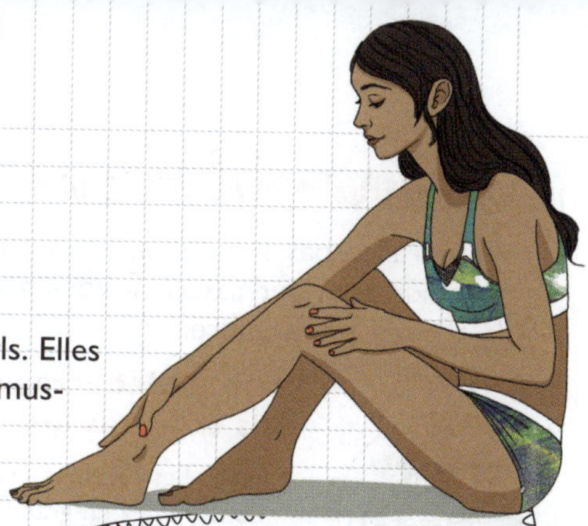

Le combo magique anticourbatures

Les courbatures n'ont rien d'exceptionnel chez les fit-girls. Elles correspondent en effet à des microlésions des fibres musculaires créées lors d'un effort intense ou inhabituel. Elles surviennent lorsque vous vous surpassez pendant votre workout ou que vous réveillez des muscles peu sollicités… Bref, les courbatures sont le signe que vous vous êtes bougée !

Ne vous en faites pas, votre corps va s'habituer à l'effort et, en attendant, voici le combo gagnant pour les soulager : **l'automassage** (voir p. 70) pour garder le muscle souple et **un bon bain chaud** au pouvoir relaxant.

Intox !
Contrairement aux idées reçues, les courbatures ne sont pas liées à l'acide lactique sécrété par le corps pendant l'effort et accumulé dans les muscles. L'acide lactique tant incriminé est généralement éliminé dans les 6 heures suivant l'entraînement.

Comment on fait ?

Utilisez quelques gouttes d'huile essentielle d'eucalyptus citronné (*Eucalyptus citriodora*) mélangées à quelques gouttes d'huile végétale d'arnica, l'huile star des sportives.

Pour le bain, ajoutez quelques gouttes d'HE d'eucalyptus citronné à du gel douche (et non directement dans l'eau, sinon l'HE pourrait brûler ou irriter votre peau !).

Le tip de Géraldine Lizard, coach fitness

« Pour soulager les courbatures, on peut prendre des compléments alimentaires homéopathiques type Sporténine®. La pratique régulière aide aussi. Et pas d'inquiétude si les courbatures atteignent leur pic dans les 24 à 72 heures suivant l'exercice, elles disparaissent graduellement ensuite. »

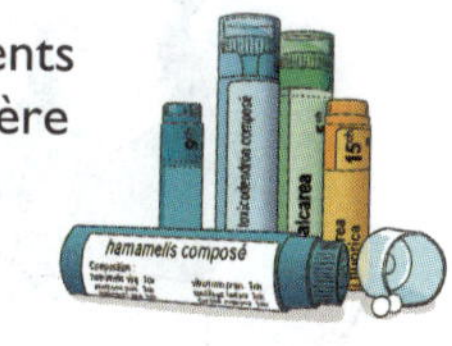

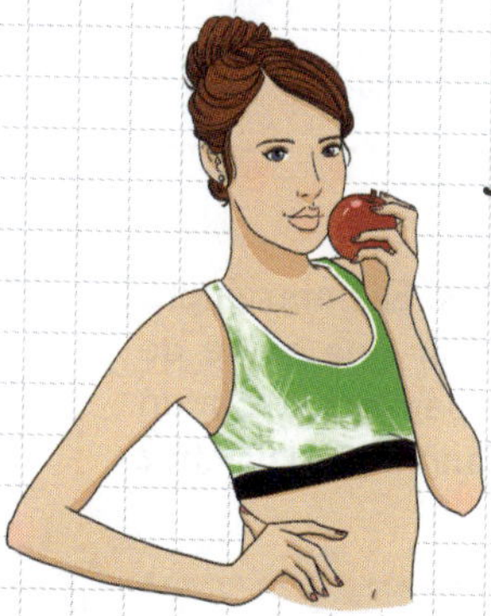

Nutrition : ma food spécial ventre plat

Nous voilà dans le vif du sujet ! Après 2 premières semaines à lutter contre les graisses superflues, voici venu le moment de vous attaquer à vos tablettes de chocolat : celles cachées dans le placard (si ce n'est déjà fait) et celles que vous afficherez fièrement au bord de l'eau dans votre nouveau maillot.

Nos conseils pour tout savoir sur les aliments à mettre au menu et vous dessiner des abdos à faire pâlir les influenceuses fitness !

Quiz express spécial ventre plat

Vous n'allez pas bouder le plaisir de tester vos connaissances sur votre petit bidon ? Un quiz express pour savoir si vous avez déjà les bons réflexes ou si vous avez encore plein de choses à apprendre.

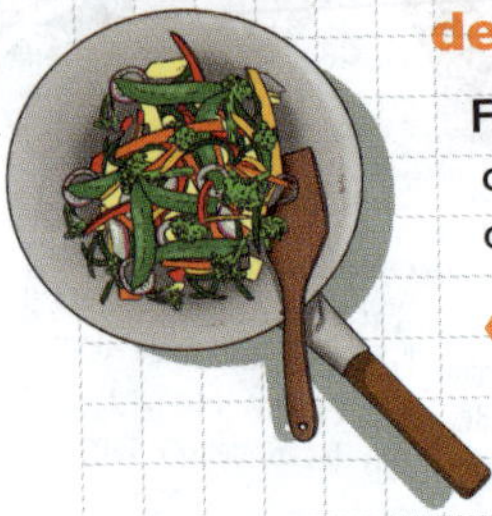

« Pour se débarrasser de son bidon, mieux vaut manger des crudités que des légumes cuits ! » ❑ Vrai ❑ Faux

Faux. Les légumes crus sont plus difficiles à digérer que les légumes cuits. Si vous en consommez en grande quantité, ils peuvent favoriser les ballonnements, les gaz… Rien de très fit, tout ça !

« Les aliments riches en fibres sont le secret du ventre plat… » ❑ Vrai ❑ Faux

Vrai. Misez sur les fibres ! Pauvres en calories, elles favorisent un bon transit intestinal, indispensable au ventre plat que vous voulez. Certaines limitent l'absorption des graisses au niveau intestinal et elles jouent un rôle sur la satiété. Les fibres sont vos alliées pour garder la ligne ! Vous les trouverez dans les céréales complètes, le pain complet, les pois chiches, mais aussi les fruits (kiwi, poire, banane) et les légumes (haricots verts, brocoli, chou-fleur).

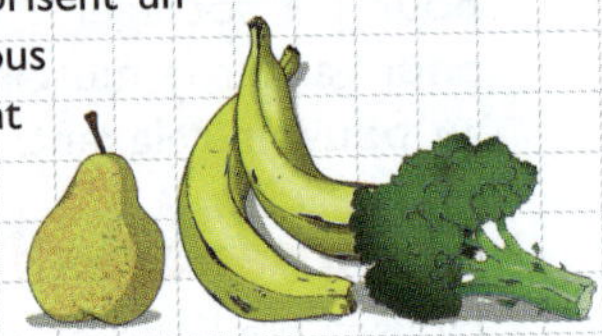

Le régime ventre plat + gainage, ça marche ?

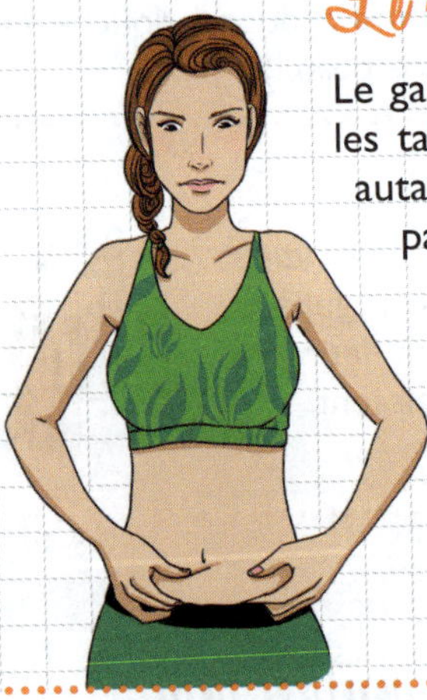

Le gainage est réputé (à tort) pour ses effets sur le ventre plat et les tablettes de chocolat, les fameux abs. Mais vous pourrez faire autant de planche que vous voudrez, si vous n'adoptez pas en parallèle une alimentation spéciale abs, vous ne vous débarrasserez pas de ce petit bidon réfractaire, et vos abdos resteront bien cachés sous une petite couche de graisse. Eh oui, un ventre plat, c'est un abdomen sans graisse en excès + une ceinture abdominale profonde (transverse) bien tonique. *Good news*, le ventre est l'une des parties du corps qui fond le plus vite et se muscle tout aussi rapidement… à condition de le chouchouter un peu !

Le tip de Géraldine Lizard, coach fitness

« Une bonne diète sera votre principal atout dans votre quête aux abdos. Elle entraînera une perte de poids globale, et pas simplement au niveau du ventre. Car une perte de poids ne peut être localisée ! Faites aussi attention aux aliments qui peuvent avoir un impact sur la digestion et ballonner le ventre (comme la baguette blanche, le lait chez certaines, les chewing-gums…). »

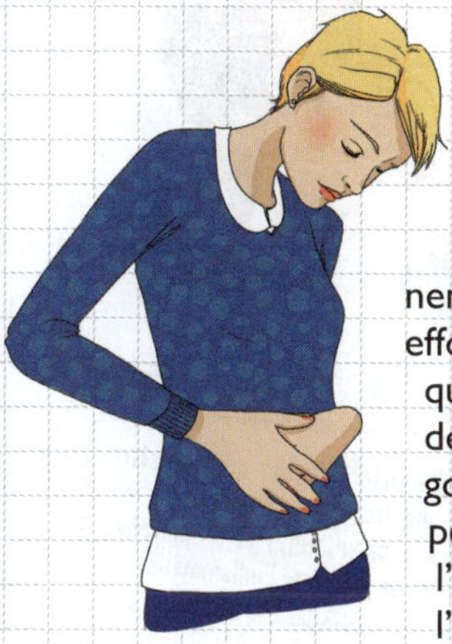

Les 8 aliments qui facilitent la digestion

Sport et digestion ne font pas toujours bon ménage. On estime que 30 à 50 % des sportifs souffrent de troubles digestifs (en fonction de l'activité et de sa durée), comme une mauvaise digestion, des ballonnements, des gaz… Autant de désagréments qui peuvent ruiner tous vos efforts pour vous sculpter un ventre plat. Bref, en plus de vos petits craquages pour la bad food, les ballonnements sont les premiers responsables de votre ventre rond. Vous vous réveillez le matin avec le ventre plat, et il gonfle comme une montgolfière durant la journée ? Très clairement, votre petit ventre bien joufflu n'est pas dû à des kilos superflus mais bien à de l'air. Voilà pourquoi vous devez mettre le cap sur les aliments qui limitent l'effet ballon de baudruche !

1 **Les aliments contenant des probiotiques.** Les probiotiques sont des microbactéries vivantes une fois ingurgitées qui rééquilibrent la flore intestinale. Comment ? En luttant contre d'autres bactéries responsables des troubles du transit. Prises en cure, elles soulagent les problèmes de ballonnements, de constipation. On les trouve dans les aliments fermentés (kimchi, choux), et surtout dans les produits à base de lait fermenté (kéfir, yaourts). On trouve aussi des probiotiques sous forme de gélules dans les magasins bio ou en pharmacie. Faites une cure de 3 à 4 semaines quand les besoins s'en font sentir. Généralement, un yaourt par jour suffit, et pour les compléments, direction la notice !

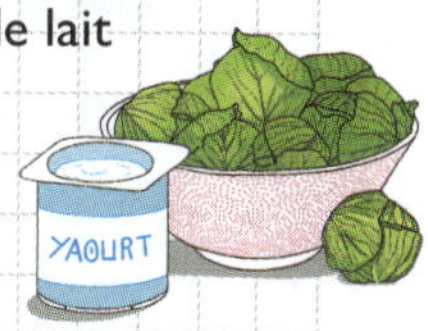

2 **La papaye et sa papaïne**, une enzyme qui active la digestion des protéines et empêche la nourriture de stagner et de fermenter dans le tube digestif.

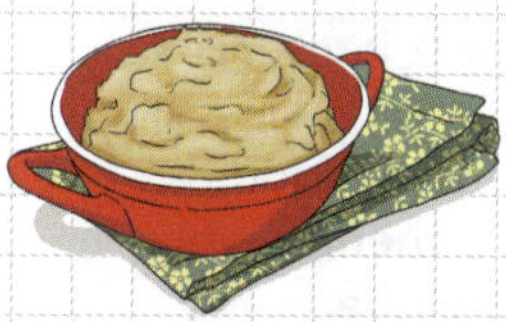

3 **Les carottes, riches en fibres solubles,** en plus de donner bonne mine, sont top pour réguler le transit. Les fibres stimulent les mouvements du tube digestif, augmentent le volume du bol gastrique et ralentissent la vitesse de digestion à condition de les consommer cuites. Crues, elles ont l'effet inverse. À vous, les purées de carottes-curcuma !

4 **L'ananas, riche en fibres**, a aussi la propriété de faciliter la digestion des protéines.

5 **L'artichaut, diurétique et dépuratif**, est réputé pour réguler le transit.

6 **Les jeunes pousses et pousses d'épinards** sont riches en fibres digestes, elles aident à vous sentir mieux dans votre ventre… et votre jean !

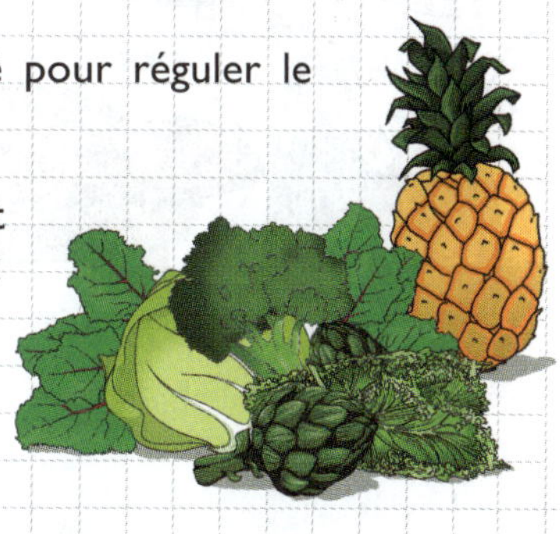

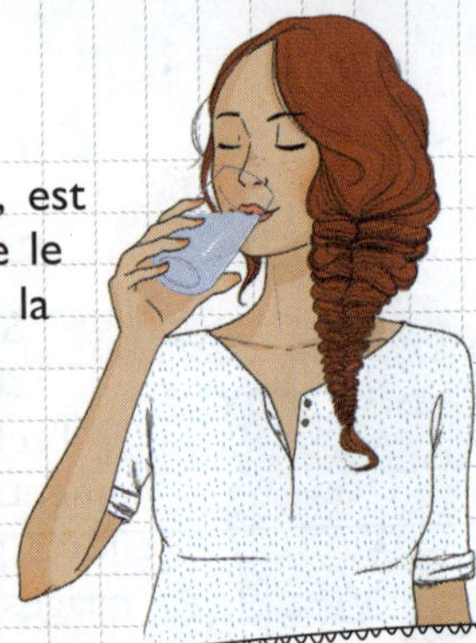

7 Le citron, en plus d'être riche en vitamine C (pour le tonus), est détox et diurétique. Un peu de jus de citron dans une eau tiède le matin au réveil, à consommer en cure de 3 semaines, favorise la digestion.

Attention, le mieux est l'ennemi du bien. Ne buvez pas du jus de citron tous les matins, vous risquez d'acidifier votre organisme sur la durée (bien qu'en action ponctuelle il soit alcalinisant).

8 Le radis noir est également connu pour être l'un des aliments le plus efficaces sur le transit. Il se grignote en entrée, avec juste une pointe de sel.

Vous cuisinez à l'huile ? Sachez que **l'huile d'olive** est la plus digeste. Extrêmement riche en acide oléique (acide gras monoinsaturé) et en polyphénols, elle a la capacité de réduire l'inflammation.

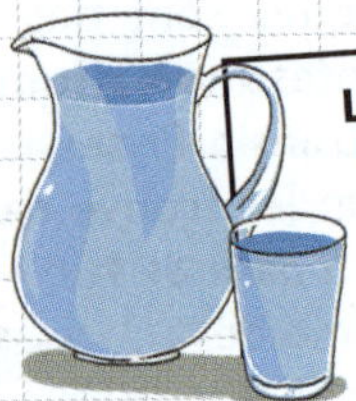

Le point commun entre tous ces aliments anti-ballonnements ? Ils sont faibles en calories, ils sont faciles à digérer et possèdent des vertus diurétiques. Bref, ils ont tout bon quand on veut perdre son bidon !

N'oubliez pas l'eau ! Elle a elle aussi la particularité de faciliter la digestion, à condition de la consommer par petites gorgées.

Enfin, pensez à mastiquer. La mastication fractionne les fibres qui peuvent causer de l'inconfort.

Top 6 des plantes spécial digestion

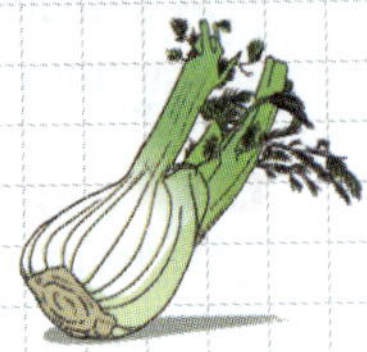

Du côté des plantes, vous trouverez de quoi vous faire des tisanes qui vous aideront à retrouver un ventre plus plat.

C'est le cas notamment du **fenouil**, qui évite la formation de gaz intestinaux, de la graine de **coriandre**, qui absorbe l'air contenu dans le tube digestif.

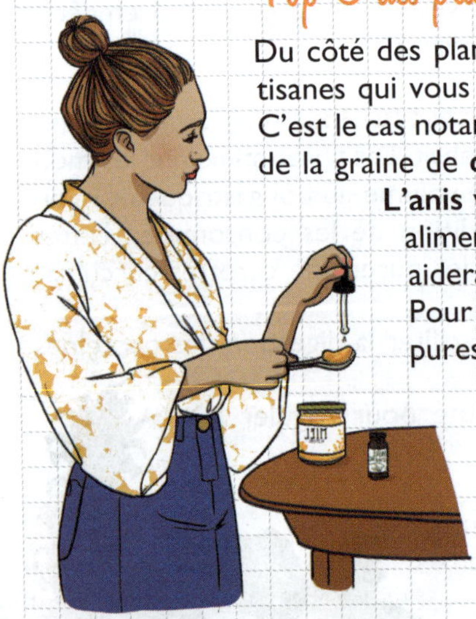

L'anis vert, quant à lui, bloque le processus de fermentation des aliments qui peut provoquer des ballonnements, la **menthe** vous aidera à digérer, tout comme le **cumin** ou la **mélisse**.

Pour faciliter la digestion après le repas, avalez 1 à 2 gouttes pures d'huile essentielle de menthe poivrée (*Mentha piperita*) dans 1 petite cuillerée de miel, ou croquez des grains d'anis étoilé.

Vous pouvez également vous faire une infusion de fenouil : faites infuser 3 g de graines de fenouil séchées et broyées dans 15 cl d'eau pendant moins de 5 min. 2 à 3 tasses par jour.

Mon récap'

Circuit n° 1

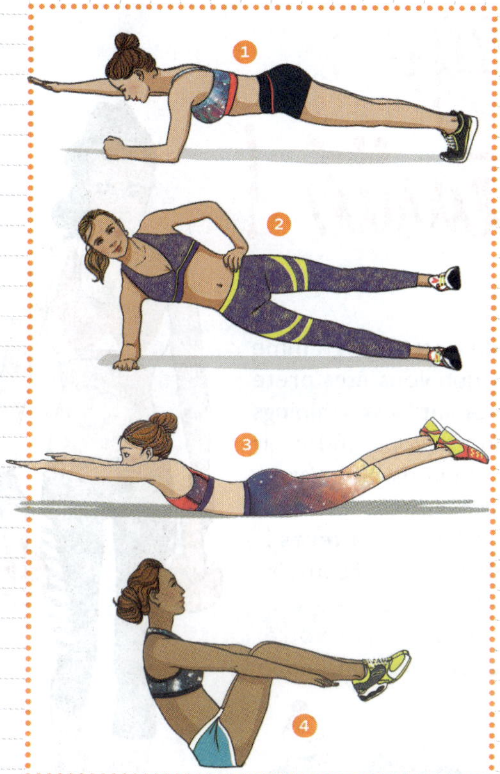

Circuit n° 2

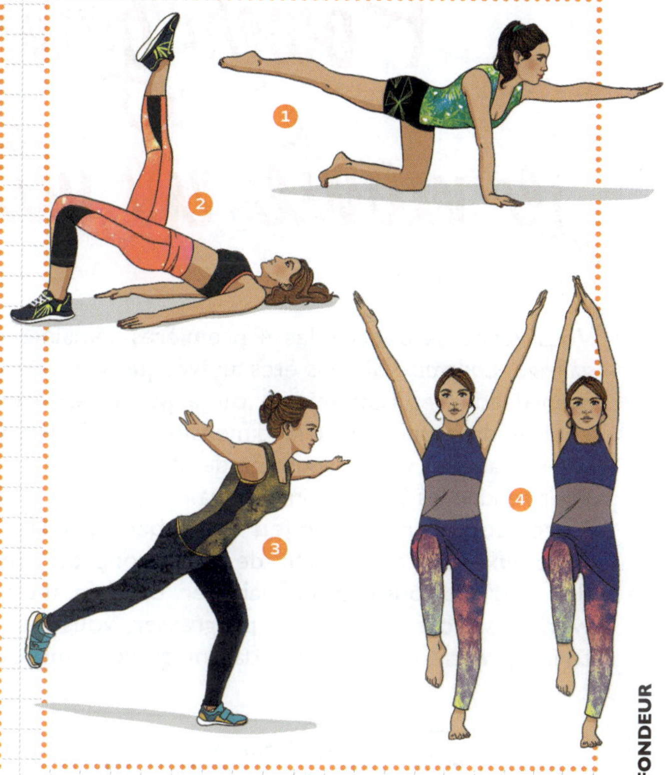

Circuit n° 3

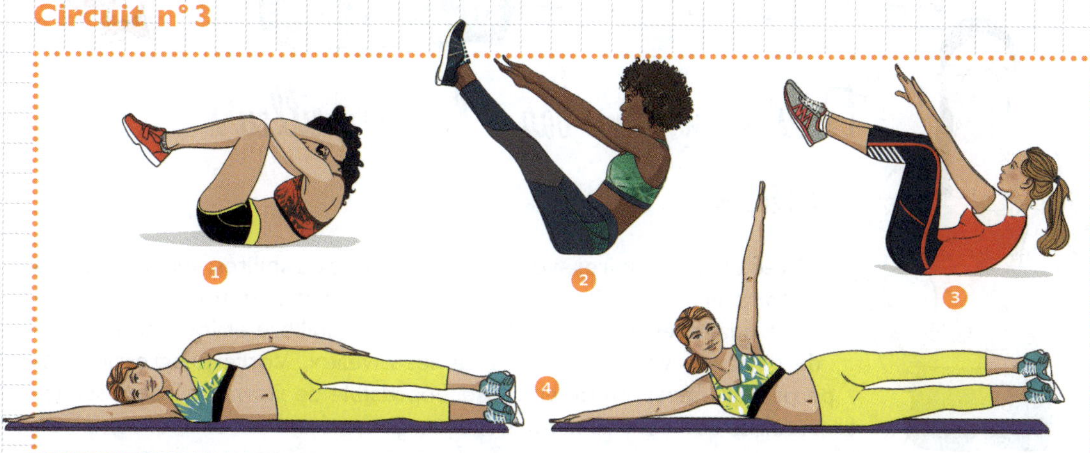

Chapitre 5

Semaines 5 et 6

Power gainage : je monte en intensité !

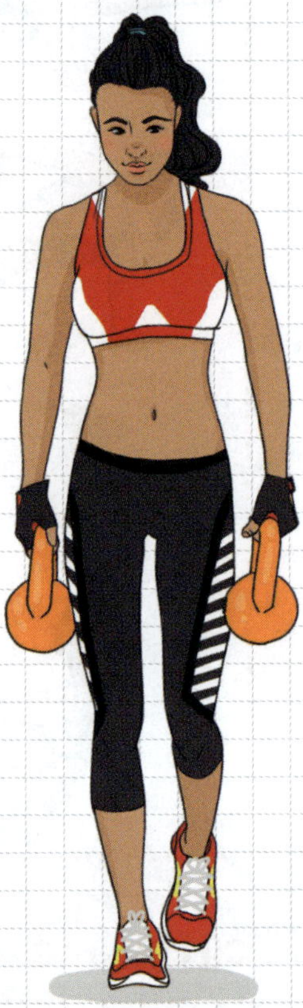

Vous venez de boucler les 4 premières semaines de votre programme gainage. *Congrats !* Si vous êtes arrivée jusqu'ici, c'est que vous êtes prête à en découdre. Tant mieux, car à partir de maintenant, vos trainings entrent dans une nouvelle dimension. Pas question de vous endormir sur vos acquis, vous risqueriez de stagner, ou pire, de vous ennuyer. Pour rendre les 2 prochaines semaines plus funs mais aussi plus intenses, **3 accessoires entrent en jeu : Swissball®, medecine ball et haltères** ! Avec eux, vous allez sortir de votre zone de confort et redécouvrir des exos que vous pensiez maîtriser. En intégrant des accessoires à vos workouts, vous continuez à progresser, vous intensifiez encore votre training. Votre corps s'affine davantage et se muscle dans son ensemble !

Le tip : déjà 1 mois de passé et vous sentez la motivation vous lâcher ? Embarquez avec une copine ! Challengez-vous à deux ou à plusieurs. L'envie de vous dépasser va vite vous reprendre !

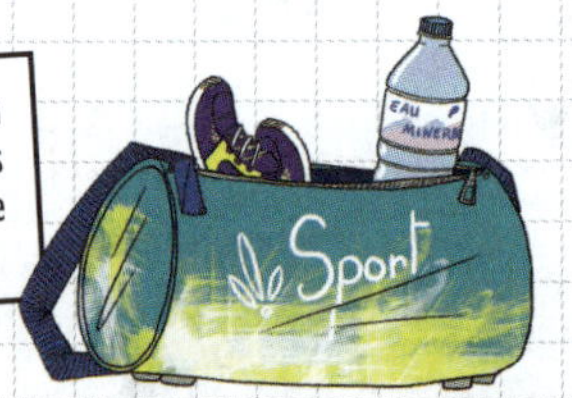

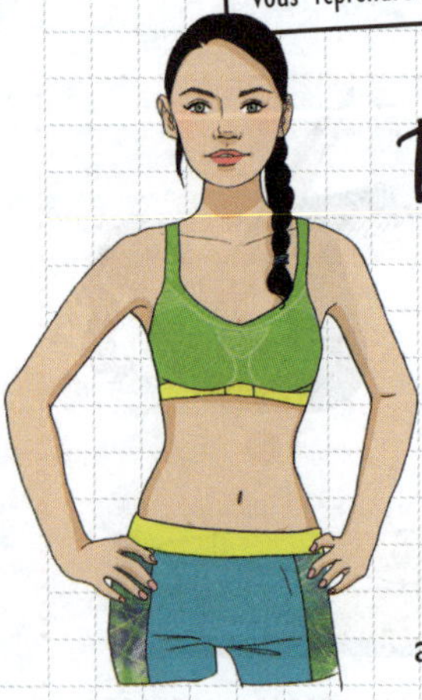

Dans mon gym bag : les 3 meilleurs accessoires

Avec les accessoires, vous multipliez les possibilités, maximisez vos efforts et les résultats. Les poids intensifient la contraction musculaire quand les ballons challengent votre équilibre et forcent le travail de gainage : vous gagnez à tous les niveaux. Votre progression est perpétuellement remise en cause, impossible de stagner ! Zoom sur les accessoires que vous allez retrouver au cours des 4 prochaines semaines.

1. Le Swissball®

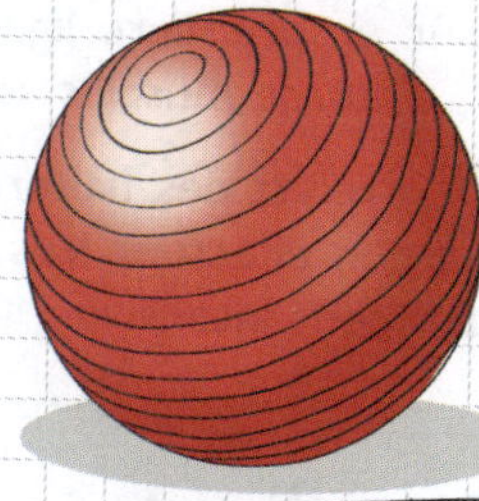

S'il y a un accessoire dans lequel vous pouvez investir, c'est bien lui. Le ballon n'est pas cher, moins de 20 € en moyenne (vous trouverez de très bons produits à prix mini chez Decathlon, par exemple) et il est super efficace. L'instabilité induite par le ballon intensifie vos trainings et permet de renforcer la totalité du core (abdos, dos, fessiers, cuisses). Avec lui, quel que soit l'exercice, vous n'avez d'autre choix que d'être en gainage permanent pour réussir à tenir la position et garder l'équilibre. Le Swissball® est idéal pour varier les exercices tout en musclant votre silhouette dans sa globalité. Bonus : il améliore aussi l'équilibre, les réflexes, la coordination, toujours utile dans votre pratique sportive (et pour le quotidien).

> Il ne s'agit pas d'un investissement inutile, le ballon de fitness est un excellent compagnon pour des exos de Pilates ou d'étirements et il peut même remplacer votre chaise de bureau !

Comment choisir la taille de mon ballon ?

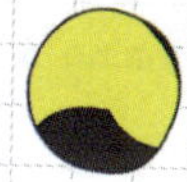

Voici les conseils à suivre de Renaud Guillon, chef de produit accessoires gym & Pilates chez Domyos…
Vous mesurez moins d'1,65 m : prenez un ballon taille S, soit 55 cm de diamètre.
Vous mesurez entre 1,65 et 1,85 m : utilisez la taille M, soit 65 cm de diamètre.
Vous mesurez plus d'1,85 m : préférez la taille L, soit 75 cm de diamètre.

2. Le medecine ball, ou ballon lesté

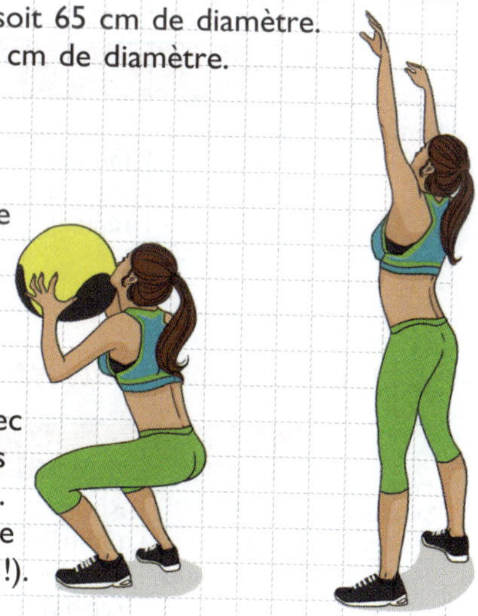

Il galbe le haut du corps (bras et sangle abdominale) et crée un déséquilibre qui augmente la difficulté de l'effort. Il renforce votre puissance musculaire, votre core, améliore la coordination et l'équilibre. Un accessoire très complet, on vous dit !

Vous trouverez des medecine balls simples, avec poignée ou avec corde. Dans notre programme, pour les exercices en appui, le poids du medecine ball compte peu. Pour les exos portés, commencez par un medecine ball de 2 kg (son poids peut aller jusqu'à 10 kg… pour les warriors !).

3. Les haltères

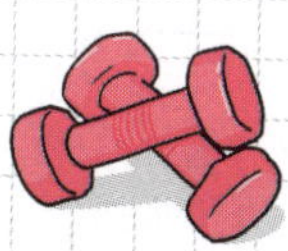

Ils accentuent l'intensité de la contraction musculaire et augmentent la difficulté des exercices. Tout comme les poids, ils recrutent plus de fibres dans les muscles, qui deviennent plus puissants. Par ailleurs, ils obligent le corps à utiliser des muscles secondaires (qu'il n'aurait pas sollicités sans charge) car les muscles mobilisés principalement dans le mouvement se fatiguent plus rapidement, d'autres muscles vont donc venir en soutien. Résultat, si vos bras sont bien sûr en première ligne, en présence de poids, d'autres muscles sont sollicités.

→ Prenez des haltères de 2 kilos minimum pour effectuer vos trainings de façon suffisamment intensive.

Astuces training
Pour les prochaines séances à venir, impossible de faire l'impasse sur le Swissball®, mais vous pouvez remplacer le medecine ball par un ballon de foot, de basket ou de hand. Et pour les haltères, si vous n'en avez pas sous la main, remplacez-les par des bouteilles d'eau pleines (1,5 litre).

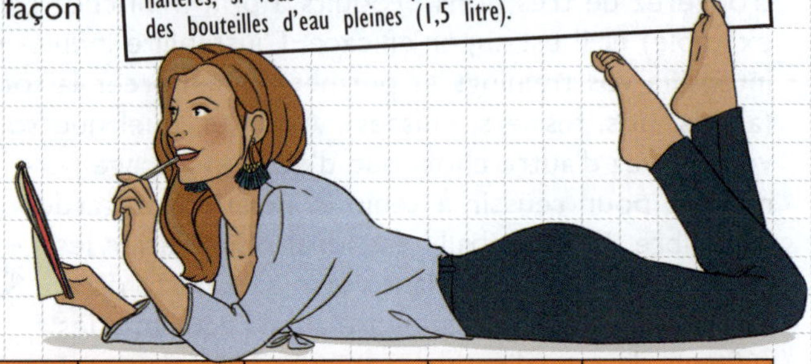

Mon planning gainage

Si je veux me muscler

	Lundi	Mardi	Mercredi	Jeudi	Vendredi	Samedi	Dimanche
Semaine 5	Circuit gainage accessoires n° 1 (p. 63)	Récup' (30 min marche rapide)	Circuit cardio power (p. 36)	Récup' (30 min marche rapide)	Circuit gainage accessoires n° 2 (p. 65)	Récup' (30 min marche rapide)	Circuit gainage accessoires n° 3 (p. 68)

	Lundi	Mardi	Mercredi	Jeudi	Vendredi	Samedi	Dimanche
Semaine 6	Circuit cardio power (p. 36)	Récup' (30 min marche rapide)	Circuit gainage accessoires n° 1 (p. 63)	Récup' (30 min marche rapide)	Circuit gainage accessoires n° 2 (p. 65)	Récup' (30 min marche rapide)	Circuit gainage accessoires n° 3 (p. 68)

Si je veux mincir tout en me gainant

	Lundi	Mardi	Mercredi	Jeudi	Vendredi	Samedi	Dimanche
Semaine 5	Circuit gainage accessoires n° 1 (p. 63) + Circuit cardio power (p. 36)	Récup' (30 min marche rapide)	Circuit gainage accessoires n° 2 (p. 65) + Circuit cardio power (p. 36)	Récup' (30 min marche rapide)	Circuit gainage accessoires n° 3 (p. 68) + Circuit cardio power (p. 36)	Récup' (30 min marche rapide)	Séance cardio au choix (run, vélo, zumba, natation)

	Lundi	Mardi	Mercredi	Jeudi	Vendredi	Samedi	Dimanche
Semaine 6	Circuit gainage accessoires n° 3 (p. 68) + Circuit cardio power (p. 36)	Récup' (30 min marche rapide)	Circuit gainage accessoires n° 1 (p. 63) + Circuit cardio power (p. 36)	Récup' (30 min marche rapide)	Circuit gainage accessoires n° 2 (p. 65) + Circuit cardio power (p. 36)	Récup' (30 min marche rapide)	Séance cardio au choix (run, vélo, zumba, natation)

Circuit n° 1 : full body workout

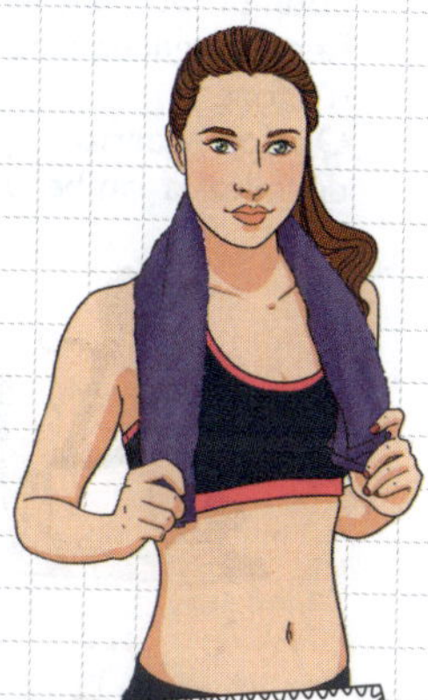

L'objectif de ce 1er circuit ?

Dans cette séance, l'utilisation du Swissball® crée de l'instabilité et un déséquilibre qui augmentent la difficulté des exercices comme la planche latérale ou le superwoman que vous maîtrisiez jusque-là. L'ajout d'haltères dans le 1er exercice engage davantage le haut du corps (épaules, dos, transverse). Avec ce training qui cible les chaînes antérieures, postérieures (avant et arrière du corps) et les obliques, votre silhouette se muscle encore plus dans son ensemble. Les choses deviennent vraiment sérieuses !

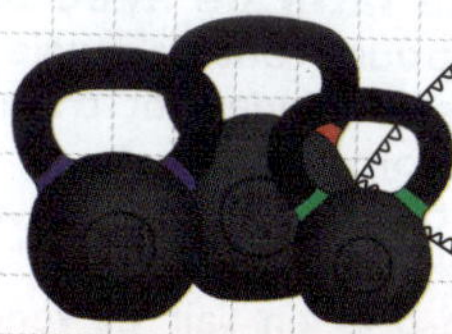

*Attention, les exercices en appui sur le ballon sont très exigeants, les temps d'effort et de pause sont donc à diviser par deux.

Je programme le chrono

Temps d'effort

Niveau 1 : débutante	Niveau 2 : intermédiaire	Niveau 3 : confirmée
– 30 s d'effort*/30 s de repos – Réalisez 5 tours	– 45 s d'effort*/45 s de repos – Réalisez 4 tours	– 1 min d'effort*/1 min de repos – Réalisez 3 tours

Durée de la séance : selon mon niveau, environ **16 à 19 min**, hors échauffement et retour au calme.

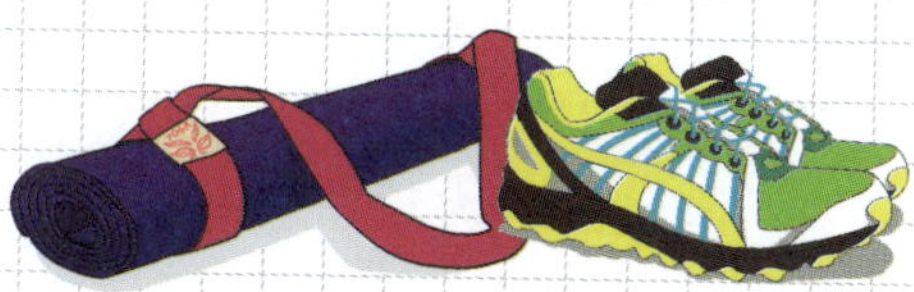

Let's go !

Je n'oublie pas de m'échauffer
Les entraînements s'intensifient, pas question de vous passer d'échauffement (voir p. 30). Ils préparent en douceur votre corps à la montée en puissance.

1 Planche avec haltères

C'est bon pour : les muscles profonds de la sangle abdominale. L'ajout du poids renforce le travail musculaire des épaules, du dos et intensifie la contraction du transverse pour un ventre plus plat.

Comment faire ? En position de planche, sur la pointe des pieds et les coudes, placez l'haltère entre vos deux mains. Tête, épaules et hanches sont alignées, votre dos est bien droit. Prenez l'haltère avec la main droite, ouvrez doucement le bras vers l'extérieur, touchez le sol, ramenez l'haltère au centre. Changez de bras. Déplacez le poids en restant au ras du sol, gardez le dos bien droit, les abdos gainés, les épaules loin des oreilles et regardez le sol pour un bon alignement de toute la colonne. Recommencez jusqu'à la fin de votre durée d'effort.

Option warrior : pour accentuer l'instabilité, décollez la jambe opposée au bras qui travaille.

J'ai mal au dos en faisant la planche, je fais quoi ?
Votre périnée n'est sans doute pas assez contracté. Pendant votre exercice, pensez à bien rentrer le ventre, pas question de le gonfler ! « Aspirez » le nombril, comme si vous vouliez le coller à la colonne vertébrale. Si rien n'y fait, réalisez votre planche sur les genoux.

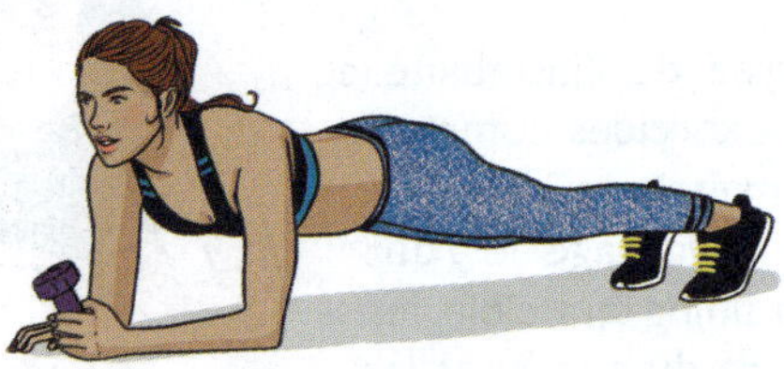

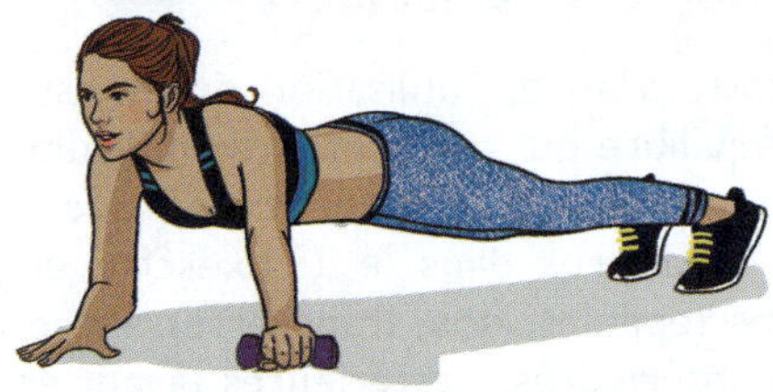

2 Planche latérale avec torsion et haltères

C'est bon pour : toute la sangle abdominale. La torsion sculpte la taille, renforce les épaules (deltoïdes) et travaille de façon générale la chaîne musculaire de l'avant du corps.

Comment faire ? Au sol, en appui sur le côté sur l'avant-bras, l'autre bras tendu vers le plafond, l'haltère dans la main, les deux pieds l'un sur l'autre au sol. Pliez le bras en l'air et venez pivoter vers l'intérieur. Le corps reste bien aligné. Répétez le mouvement pendant votre durée d'effort.

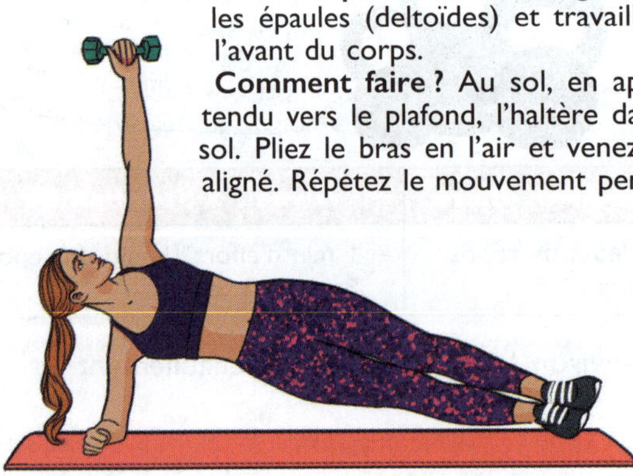

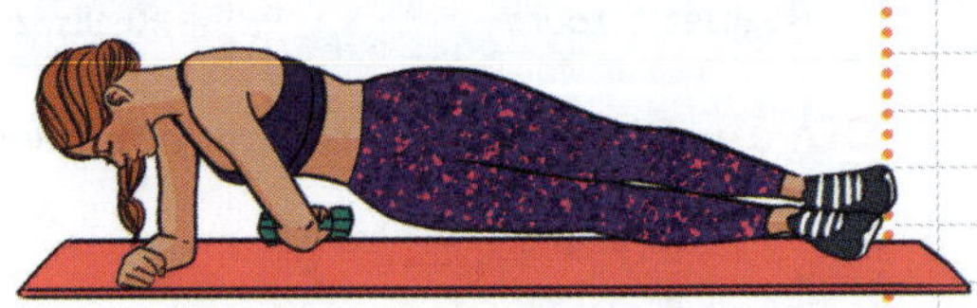

3 Superwoman avec poids et bras à 90°

C'est bon pour : toute la chaîne postérieure (l'arrière du corps), et surtout les fessiers, les lombaires et les omoplates.

Comment faire ? En position superwoman, haltères en mains, tendez les bras sur les côtés comme un oiseau qui déploie ses ailes, pliez les coudes à 90° et resserrez les omoplates. Décollez les cuisses et le buste, gardez le regard vers le sol pour être parfaitement alignée. Respirez doucement en tenant la posture selon votre durée d'effort.

Le tip : pour cet exercice, prenez des haltères ou de petites bouteilles d'eau d'1 litre.

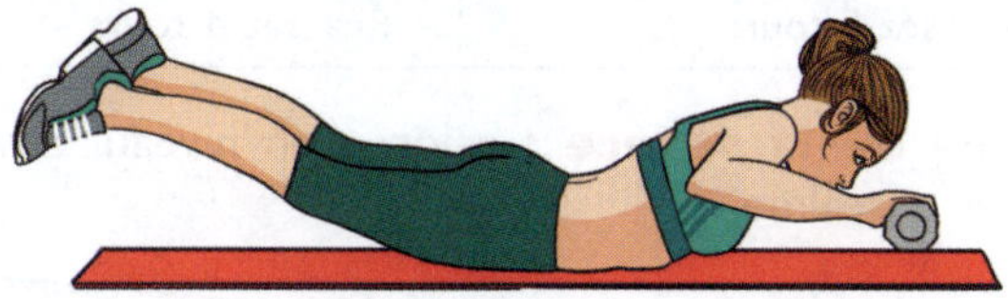

4 V-Pass

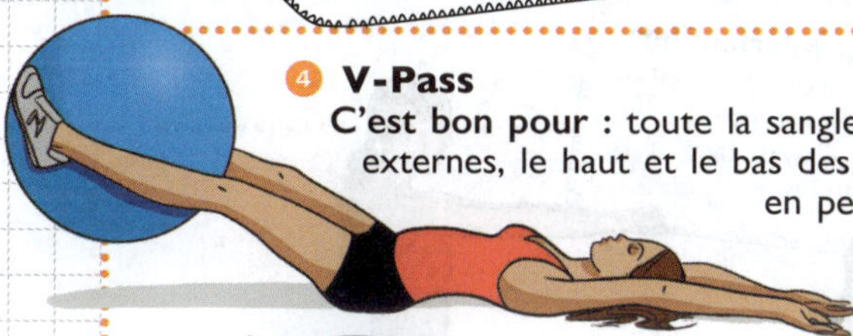

C'est bon pour : toute la sangle abdominale (grand droit, obliques internes et externes, le haut et le bas des abdos). Dans cet exercice, le transverse est gainé en permanence.

Comment faire ? Allongée sur le dos, placez fixement le Swissball® entre vos chevilles. Levez les jambes et le buste pour attraper le ballon avec vos mains, puis, ballon en mains, redescendez les jambes et les bras tendus vers le sol. Remontez pour replacer le ballon entre les chevilles. Soufflez sur la montée. Recommencez jusqu'à la fin de votre temps d'effort.

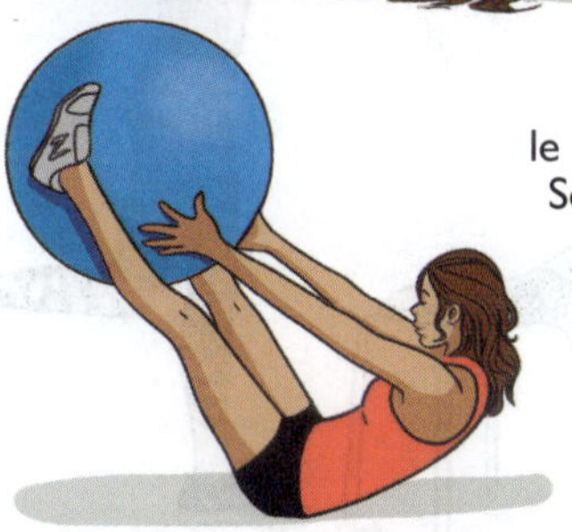

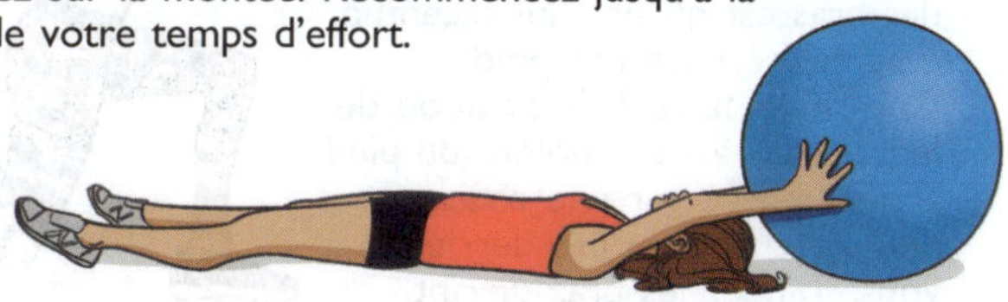

Mon retour au calme post-training

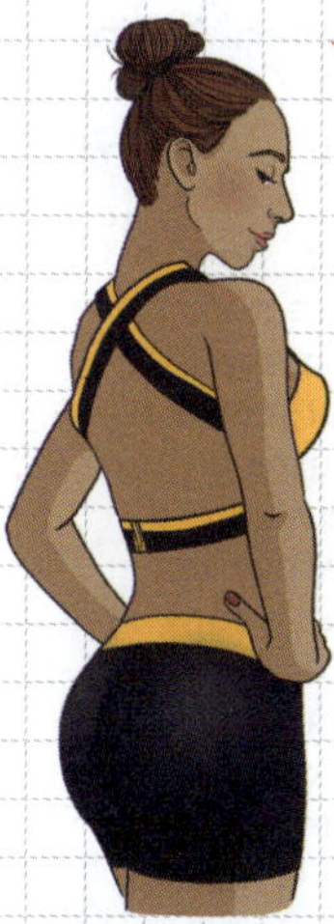

Après votre séance, n'oubliez pas de vous étirer doucement, c'est in-dis-pen-sable (voir p. 38) !

Circuit n° 2 : spécial booty

L'objectif de ce 2e circuit ?

Le target de cette séance, c'est le bas du corps ! L'utilisation des poids (ou haltères) est top pour vous sculpter des ischios, un fessier et des cuisses ultra fermes. Les bras et le dos ne sont pas oubliés, trapèzes et épaules se musclent, tout comme le centre du corps qui est constamment engagé. Vous êtes de plus en plus strong !

Je programme le chrono

*Attention, les exercices en appui sur le ballon sont très exigeants, les temps d'effort et de pause sont donc à diviser par deux.

Temps d'effort

Niveau 1 : débutante	Niveau 2 : intermédiaire	Niveau 3 : confirmée
– 30 s d'effort*/30 s de repos – Réalisez 5 tours	– 45 s d'effort*/45 s de repos – Réalisez 4 tours	– 1 min d'effort*/1 min de repos – Réalisez 3 tours

Durée de la séance : selon mon niveau, environ **27 à 31 min**, hors échauffement et retour au calme.

Let's go !

Je n'oublie pas de m'échauffer
Les entraînements s'intensifient, pas question de vous passer d'échauffement (voir p. 30). Ils préparent en douceur votre corps à la montée en puissance.

1 Bulgarian split squat avec haltères

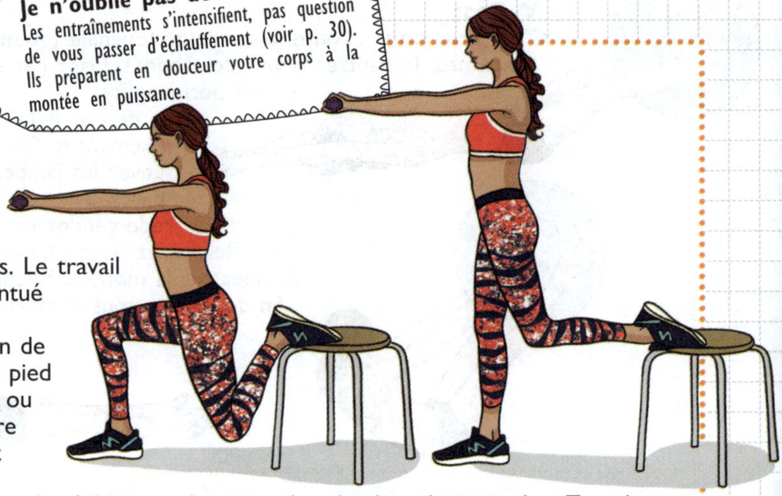

C'est bon pour : se sculpter un booty d'enfer ! La contraction engagée pour vous relever sollicite également les ischios-jambiers. Le travail des bras est quant à lui accentué avec la présence des poids.

Comment faire ? En position de fente, vous avez la pointe du pied arrière posée sur une chaise ou une marche, à un pas derrière vous. Tendez les bras devant vous à hauteur de regard. Fléchissez les genoux et descendez à la verticale en gardant les bras bien tendus. Tout le poids est sur la jambe d'appui (penchez-vous légèrement en avant pour accentuer le poids). En remontant, le pied ne doit pas se décoller, poussez dans le talon pour remonter. À faire 1 fois pour chaque jambe, tentez la posture en statique sur votre durée d'effort.

2 Oiseau en instabilité avec haltères

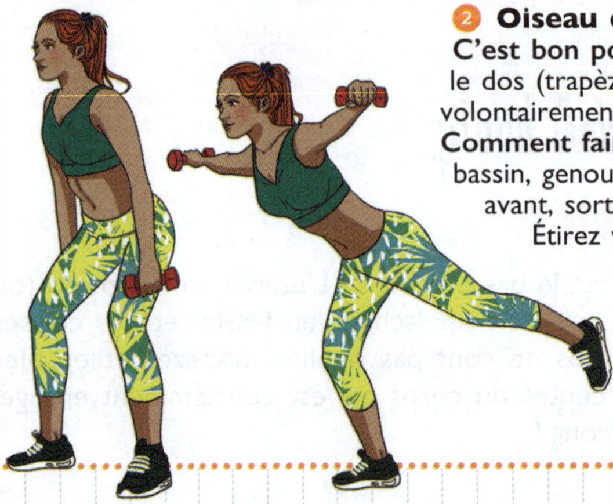

C'est bon pour : travailler la chaîne postérieure, dont le dos (trapèzes), les fessiers (pensez à les contracter volontairement) ainsi que les bras et la cuisse (en appui).

Comment faire ? Debout, pieds écartés de la largeur du bassin, genoux légèrement fléchis, penchez le buste en avant, sortez la poitrine, tendez une jambe en arrière. Étirez votre dos et ne le cambrez pas, gardez le regard vers le sol. Partez les bras le long du corps et levez-les (légèrement fléchis) sur les côtés jusqu'à l'horizontale. Sur la montée, forcez la contraction comme si vous vouliez que vos omoplates se touchent. Pensez à bien gainer le ventre,

à contracter les abdos et serrez les fessiers. Effectuez de petits battements de bras de bas en haut sur votre durée d'effort, 1 fois sur chaque jambe.
Option warrior : ajoutez des lestes aux chevilles pour forcer la contraction des fessiers.

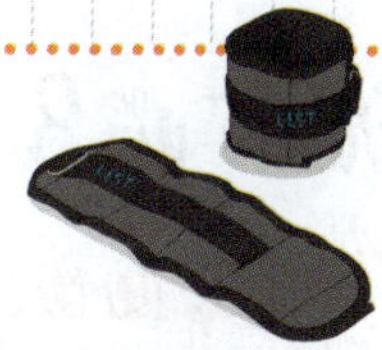

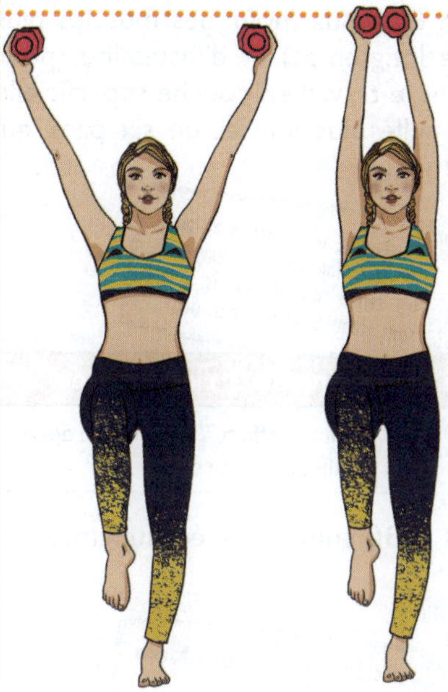

③ Arbre dynamique sur une jambe avec haltères

C'est bon pour : sculpter vos abdos (transverse et obliques sont engagés), travailler les épaules et renforcer les petits et moyens fessiers (situés plus près de l'articulation de la hanche) sollicités en situation d'instabilité. L'ajout des poids et des lestes (en option) renforce la contraction musculaire et rend le travail plus difficile. Le mouvement de la jambe pliée crée de l'instabilité qui force à gainer l'ensemble de la silhouette.
Comment faire ? Debout, bien droite, les bras levés et ouverts en V. Levez le genou assez haut (au-dessus de la hanche). Fermez et ouvrez les bras pour joindre les haltères au-dessus de la tête et montez/descendez la jambe (sans la poser au sol) pour contracter la cuisse. Bras et jambe descendent en même temps, expirez sur la montée. Les bras sont bien tendus tout au long de l'exercice. Les épaules restent bien basses et les abdos volontairement contractés. Changez de jambe sans faire de pause à la fin de votre temps d'effort.

④ Side kick avec poids (temps d'effort divisé par deux)

C'est bon pour : sculpter votre sangle abdominale (transverse, droit de l'abdomen et obliques sont engagés) et affiner votre taille.
Comment faire ? Allongée sur un côté, les bras et jambes tendus, la tête posée sur le bras en contact avec le sol, l'autre posé sur l'haltère, sur la cuisse. Vous êtes parfaitement alignée. Inspirez. Expirez en soulevant les jambes vers le plafond. Les jambes restent en contact, veillez à maintenir l'haltère bien en place. Tenez la position jusqu'à la fin de votre durée d'effort (divisée par deux), et changez de côté sans pause. Contractez bien les fessiers avant la montée pour mieux vous stabiliser, allongez la tête.
Option warrior : posez le bras au sol.

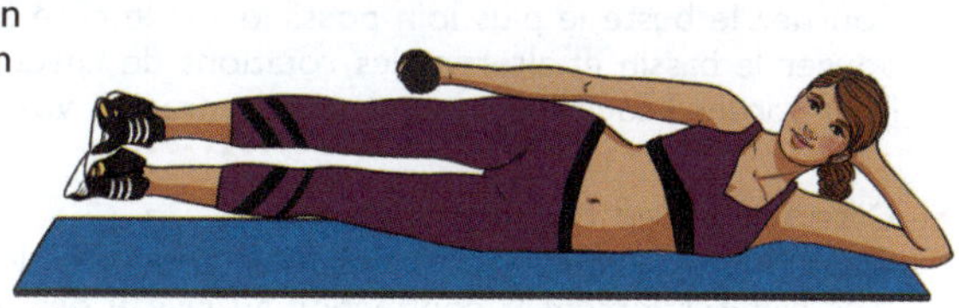

Mon retour au calme post-training

Après votre séance, n'oubliez pas de vous étirer doucement, c'est in-dis-pen-sable (voir p. 38) !

Circuit n° 3 : abs workout

L'objectif de ce 3e circuit ?

Nouveau focus sur la sangle abdominale avec l'association de poids (pour des muscles plus strongs qui vous permettront de tenir les exercices plus longtemps) et d'instabilité (pour recruter les muscles profonds). On n'oublie pas pour autant le travail en couche superficielle du grand droit pour l'aspect esthétique. L'objectif : une taille plus fine et un six pack qui s'affirme. Armez-vous de ténacité, cette séance risque de piquer !

Je programme le chrono

*Attention, les exercices en appui sur le ballon sont très exigeants, les temps d'effort et de pause sont donc à diviser par deux.

Temps d'effort

Niveau 1 : débutante	Niveau 2 : intermédiaire	Niveau 3 : confirmée
– 30 s d'effort*/30 s de repos – Réalisez 5 tours	– 45 s d'effort*/45 s de repos – Réalisez 4 tours	– 1 min d'effort*/1 min de repos – Réalisez 3 tours

Durée de la séance : selon mon niveau, environ **23 à 30 min**, hors échauffement et retour au calme.

Let's go !

N'oubliez pas de vous échauffer (voir p. 30).

1 Abdos twist

C'est bon pour : les obliques et la taille, le transverse grâce à l'instabilité, et le haut des cuisses.
Comment faire ? Assise par terre, attrapez votre medecine ball ou une paire d'haltères, tendez les bras devant, décollez les pieds, genoux fléchis. Tournez le buste le plus loin possible sur le côté sans bouger le bassin et alternez les rotations de chaque côté. Pour garder l'équilibre, vous devez contracter vos abdos.

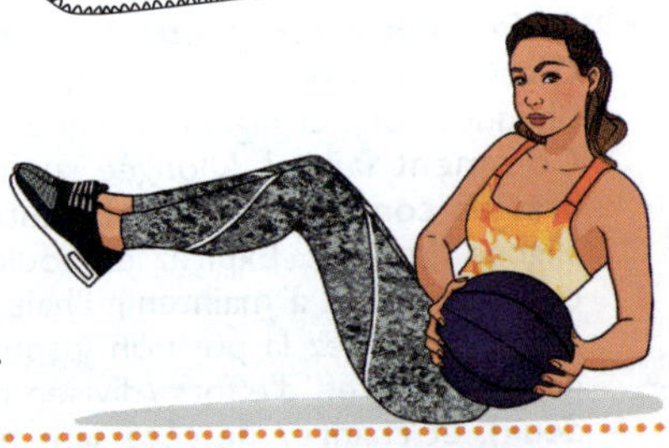

2 Ciseaux avec haltères

C'est bon pour : les abdos, surtout la zone sous le nombril, et de façon secondaire les cuisses. Les haltères forcent la contraction au niveau des bras, les épaules et les triceps se dessinent.
Comment faire ? Allongée sur le dos, jambes tendues, l'une vers le plafond, l'autre posée au sol. Prenez les haltères (paumes en direction du plafond), décollez les épaules, écartez les bras et montez-les à 45°. Contractez les abdos et faites de grands battements de jambes pendant tout votre temps d'effort. Gardez le dos bien plaqué au sol et regardez en direction du plafond.
Option warrior : vous pouvez en même temps ouvrir et fermer les bras.

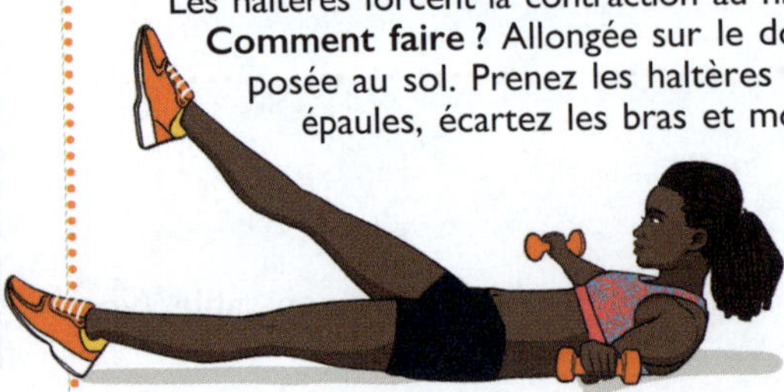

3 Relever de bassin avec poids

C'est bon pour : sculpter les abdos du bas, et secondairement l'intérieur des cuisses (adducteurs) si vous gardez les genoux bien serrés.

Comment faire ? Allongée au sol, les mains au niveau des oreilles, l'haltère bien coincé entre les pieds. Rentrez le ventre et plaquez bien le dos au sol. Décollez les épaules et ramenez les jambes vers le buste en expirant sans décoller le dos du sol. Serrez bien les genoux pour forcer la contraction et le travail de l'intérieur des cuisses. Répétez le mouvement tout le temps de l'effort.

Le conseil : vous avez mal à la nuque sur cet exercice ? Placez les mains derrière le cou.

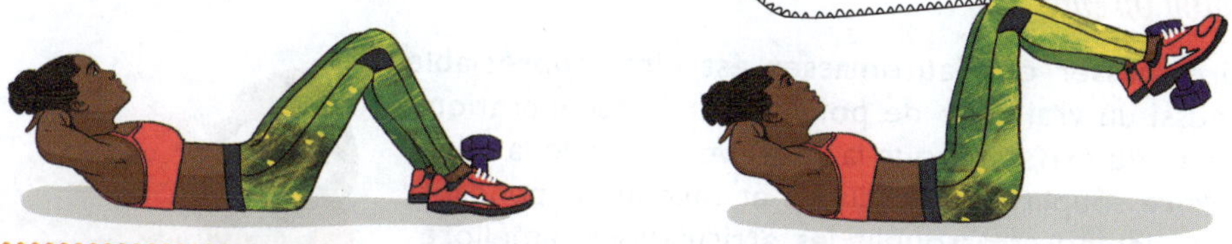

4 Abdo toe touche

C'est bon pour : travailler les abdos (grand droit et obliques) et affiner la taille.

Comment faire ? Allongée sur le dos, les deux jambes tendues au sol, un bras tendu vers l'arrière, un haltère dans la main. Levez le bras droit (tenant l'haltère) et la jambe gauche en soufflant. Creusez bien le ventre pour gainer les abdos, twistez le buste et essayez de toucher la pointe des pieds avec l'haltère. Décollez les épaules et le bas du dos. Essayez de toucher la cheville, la pointe des pieds (ne vous contentez pas du tibia), et redescendez lentement. Répétez le mouvement durant votre temps d'effort et enchaînez les deux côtés sans pause. Restez constamment en gainage pour un max d'efficacité.

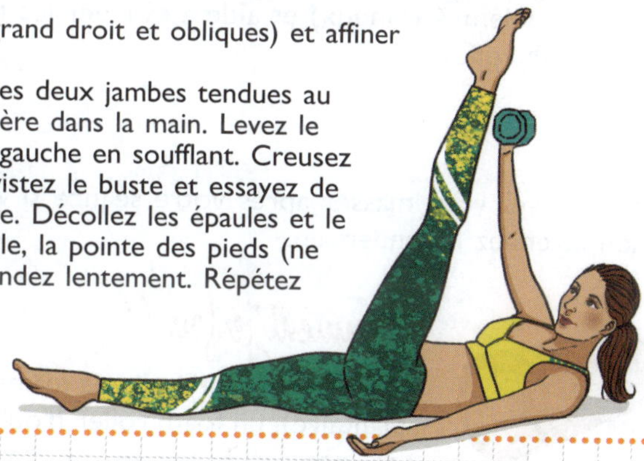

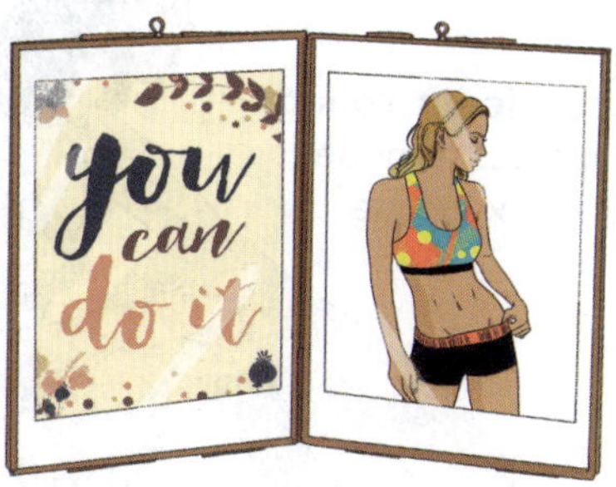

Le tip motivation de Géraldine Lizard, coach fitness

« Vous zappez des séances et ne les rattrapez plus ? La motivation commence à vous échapper ? Ne baissez pas les bras, vous êtes sur le bon chemin ! Pour persévérer dans vos efforts, regardez-vous dans le miroir pour voir le chemin parcouru et les changements sur votre body. Si cela ne suffit pas, pensez au résultat que vous voulez atteindre, accrochez sur votre frigo une photo de vous où vous vous trouvez bien. Un peu de body positive, et ça repart ! »

Mon retour au calme post-training

Après votre séance, n'oubliez pas de vous étirer doucement, c'est in-dis-pen-sable (voir p. 38) !

Récup' : je fais des massages spécial sportive

À quoi ça sert ?

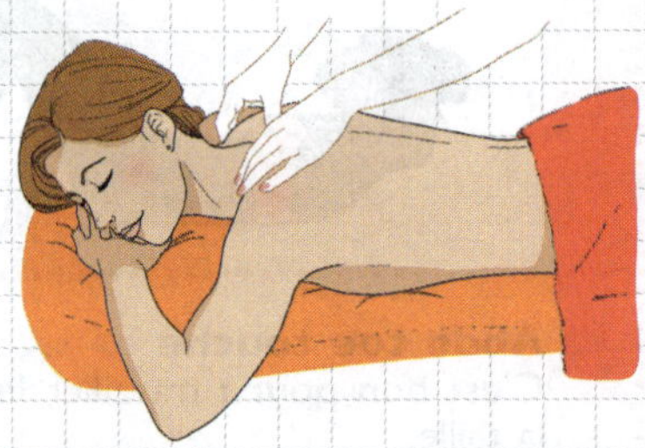

Se faire masser ou s'automasser est ultra appréciable, c'est aussi un vrai coup de pouce pour la récupération. Les effets du massage pour la sportive ? Il garde la fibre musculaire souple (elle se durcit et raccourcit pendant l'effort), détend et assouplit les articulations, améliore la circulation sanguine et lymphatique (si vous n'avez pas de problèmes veineux) et aide à évacuer les toxines créées par l'effort.

Quand ?

Vous pouvez vous masser après votre séance si vos muscles ne sont pas trop douloureux, sinon attendez le lendemain.

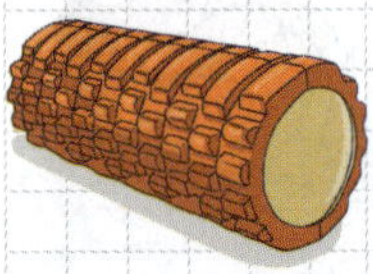

Comment je fais ?

Vous pouvez utiliser vos mains, une balle de tennis (glissée sous la voûte plantaire), un foam roller (rouleau en mousse). Effectuez des gestes lents, non intrusifs, le but est de dénouer les tensions, pas de vous faire mal.

Pour assouplir les muscles des jambes, par exemple, vous pouvez masser dans le sens de la fibre (de haut en bas ou de bas en haut). Si vous sentez un nœud, faites plutôt un massage perpendiculaire et doux pour dénouer les tensions musculaires.

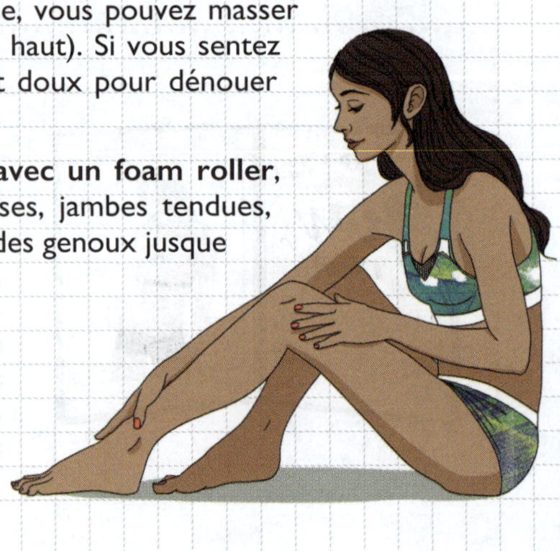

Pour détendre par exemple les ischios-jambiers avec un foam roller, asseyez-vous au sol, placez le rouleau sous les cuisses, jambes tendues, mains derrière votre dos. Faites-le rouler de l'arrière des genoux jusque sous les fessiers.

Quelle huile végétale choisir ?

Pour que vos mains glissent sur votre peau, utilisez de préférence une huile végétale type coco ou amande douce. Et pour un geste encore plus efficace, mettez le cap sur l'huile préférée des sportives : l'arnica. Elle est réputée pour ses vertus anti-inflammatoires et soulage muscles et articulations en souffrance.

Avec une huile essentielle, c'est le must !

Pour diminuer les courbatures et améliorer vos perfs, massez (doucement) les zones un peu douloureuses avec 2 gouttes d'huile essentielle de gaulthérie couchée (*Gaultheria procumbens*) mélangées à 8 gouttes d'huile végétale d'amande douce ou de calophylle inophyle, par exemple. Cette huile essentielle aux propriétés anti-inflammatoires et antidouleurs entre dans la compo de bon nombre de produits de massage du sportif, elle chauffe localement le muscle, la zone est mieux oxygénée. Elle soulage les courbatures, contractures et crampes. En pré-workout, elle chauffe les muscles et en post, elle favorise l'élimination de l'acide lactique.

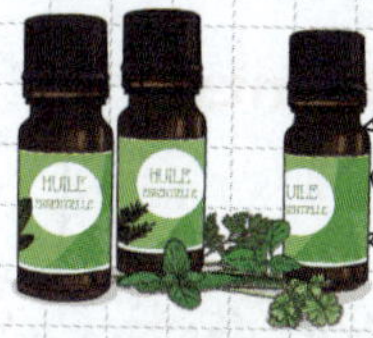

Pas de massage sur des zones infectées, des varices, en cas de fièvre, d'ulcère ou si vous souffrez d'un cancer. En cas de doute, demandez à un médecin.

Nutrition : les ennemis de mon ventre plat

Abs are made in the kitchen : les abdos se sculptent aussi dans la cuisine ! Vous avez découvert les aliments à privilégier pour faciliter le transit et la digestion et mettre toutes les chances de votre côté pour un belly à tomber. Malheureusement, il existe aussi des aliments qui, sous leurs airs inoffensifs, peuvent être fatals à votre ventre plat. Voici toutes les astuces à connaître sur la food spécial ventre plat et les associations à fuir au risque de gâcher tous les efforts que vous avez fournis pendant vos workouts.

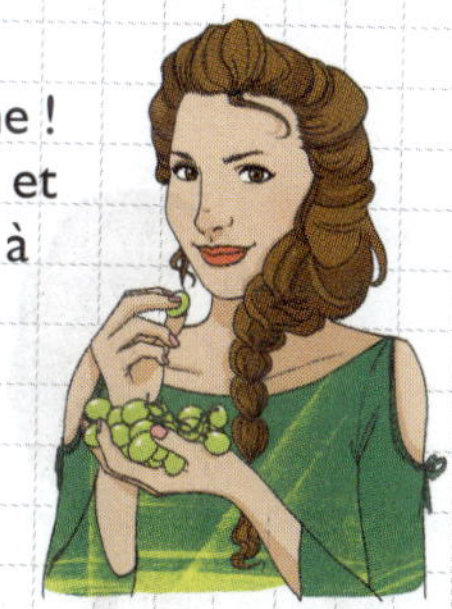

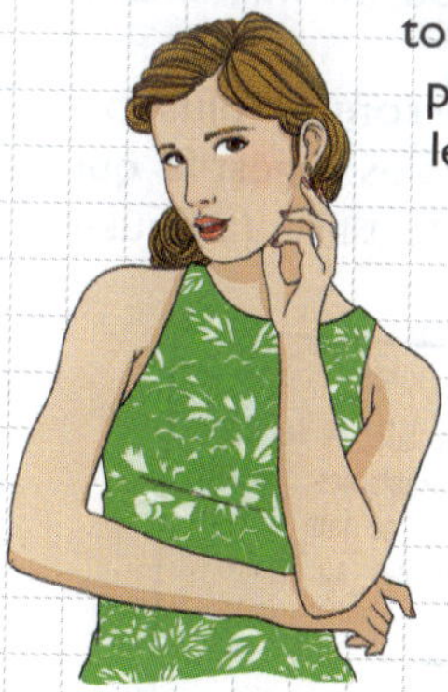

Les mauvaises associations alimentaires

Parfois, c'est l'association de certains aliments inoffensifs isolément qui peut faire gonfler votre ventre. En cause ? Des vitesses de digestion différentes, obligeant certains aliments à stagner dans l'estomac et entraînant de la fermentation et des gonflements accompagnés ou non de lourdeurs, voire de douleurs.

Les associations les plus dangereuses pour vos abs ?

- La viande rouge + les fruits (en fin de repas).
- L'association viande et féculents.
- Le combo féculents + lait.
- Mais aussi d'autres associations un peu moins surprenantes comme la pizza + le soda...

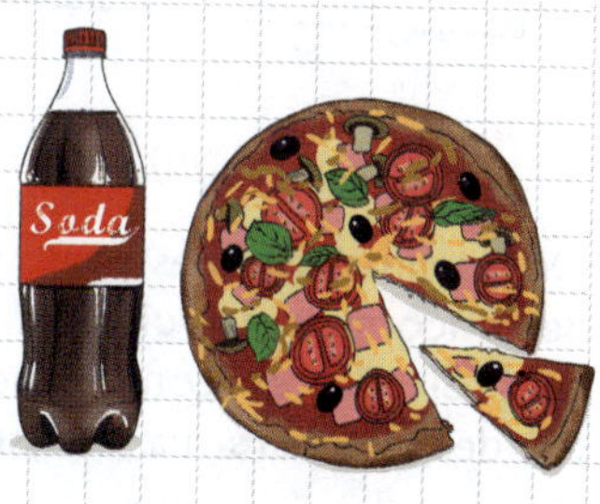

La solution ? Pour éviter ces soucis, ajoutez des légumes verts à votre assiette, comme le poireau, les asperges, les haricots verts : leurs fibres solubles se digèrent plus facilement et ne favorisent pas la fermentation. À l'inverse, évitez les choux et choux-fleurs gazogènes (ou bien veillez à ajouter une pincée de bicarbonate de soude dans leur eau de cuisson pour les rendre un peu plus digestes) De manière générale, pour garder la ligne, faites en sorte que la moitié de votre assiette soit composée de légumes. Et mettez le cap sur des aliments alcalinisants qui, en réduisant le niveau d'acidité de l'organisme, aide à réduire les ballonnements.

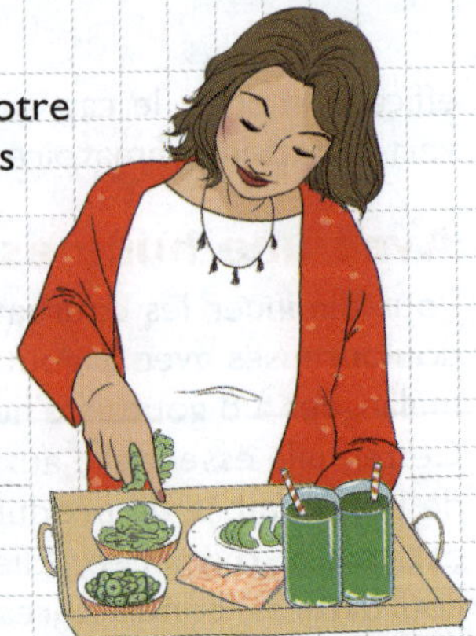

Le top 5 des aliments basifiants

- Le sarrasin
- La patate douce
- Les haricots verts
- Les amandes émondées
- Les graines germées
- Les jus de légumes crus

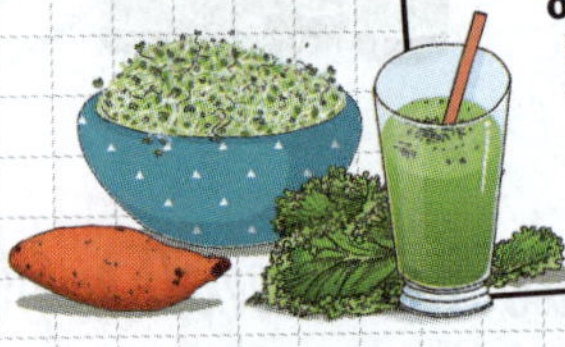

Vous souffrez de digestion difficile et/ou de ballonnements ? Prenez 1 c. à c. de bicarbonate de soude mélangée à un petit verre d'eau. Ses propriétés antiacides (neutralise les acides gras des graisses végétales et animales) en font un redoutable allié contre les brûlures d'estomac et les ballonnements.

Trop boire en mangeant

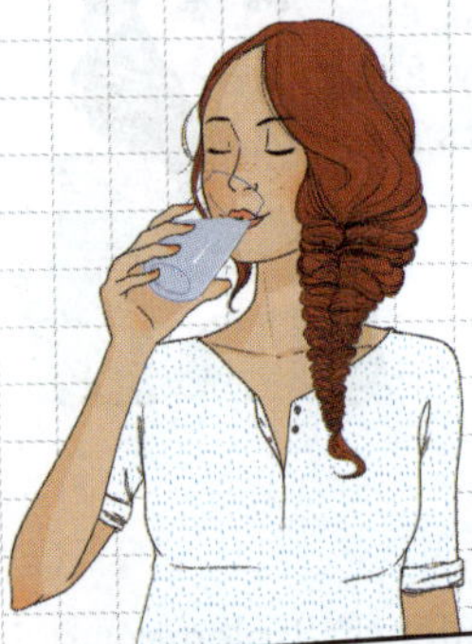

Il est plutôt déconseillé de boire trop d'eau en mangeant, au risque de faire gonfler le ventre et de compliquer la digestion. Ce sera encore pire si vous buvez de l'eau pétillante, des sodas ou un milk-shake (l'une des boissons les moins digestes).

Faites également attention au lait, certaines personnes plus ou moins intolérantes au lactose souffrent de troubles digestifs qui peuvent avoir des conséquences sur leur tour de taille (à cause des ballonnements).

Intolérance au lactose ?
Elle est provoquée par une absence d'enzyme : la lactase. Cette enzyme est responsable de la digestion du lait, et les personnes qui en ont en faible quantité ont du mal à digérer le lactose. Résultat, ces personnes souffrent de problèmes digestifs qui peuvent s'accompagner de ballonnements. Si vous souffrez d'un déficit de lactase et consommez beaucoup de lait, à jeun notamment, vous risquez bien de souffrir de troubles digestifs. En remplacement, pensez aux boissons végétales au chanvre, aux amandes, à l'avoine…

Attention aux crudités

On les aime car elles sont topissimes en salade ou en en-cas rapide (bâtonnets de carotte et de concombre) ! Oui, mais… les légumes crus sont plus difficiles à digérer que les légumes cuits. Si vous en consommez trop souvent, les crudités peuvent irriter l'intestin avec, à la clé, des douleurs mais aussi des ballonnements.

L'astuce ? Mixez toujours les deux ! Commencez par une petite portion de crudités en entrée et ajoutez à vos plats principaux des légumes cuits !

L'autre truc imparable pour continuer à manger des crudités ? Il suffit de les éplucher pour faciliter leur assimilation. Vous allez perdre quelques vitamines (concentrées dans la peau), mais vous gagnerez en confort digestif (la peau du concombre, par exemple, est longue à digérer). Les crudités râpées, dont les fibres ont été fractionnées, sont également vos alliées.

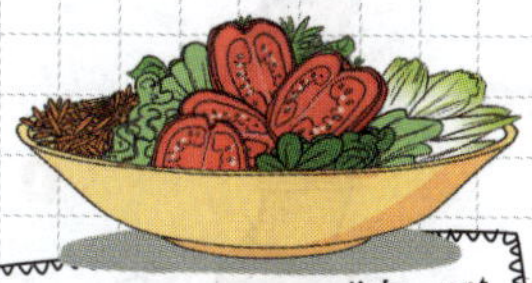

N'oubliez pas non plus que les crudités sont bonnes pour la ligne à condition de ne pas les noyer sous la vinaigrette industrielle, les croûtons, le fromage et les pignons. Raw oui, mais light !

Mon récap'

Circuit n° 1

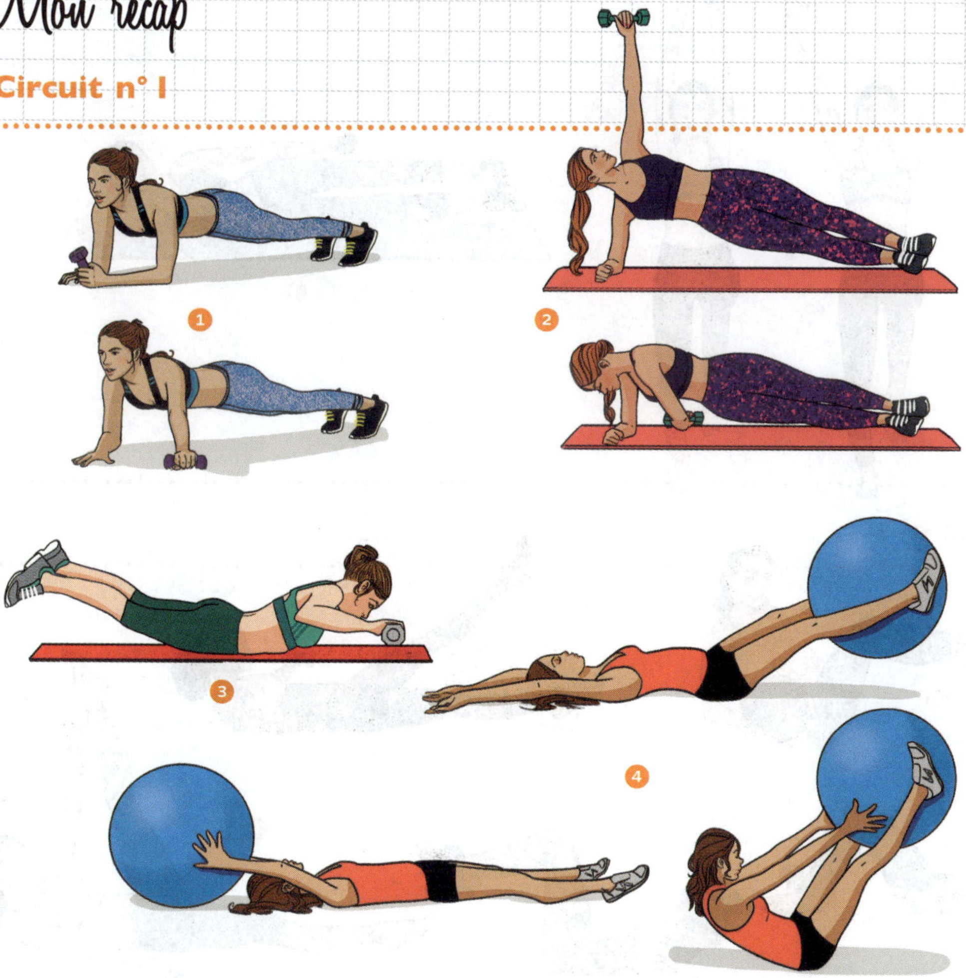

Circuit n° 2

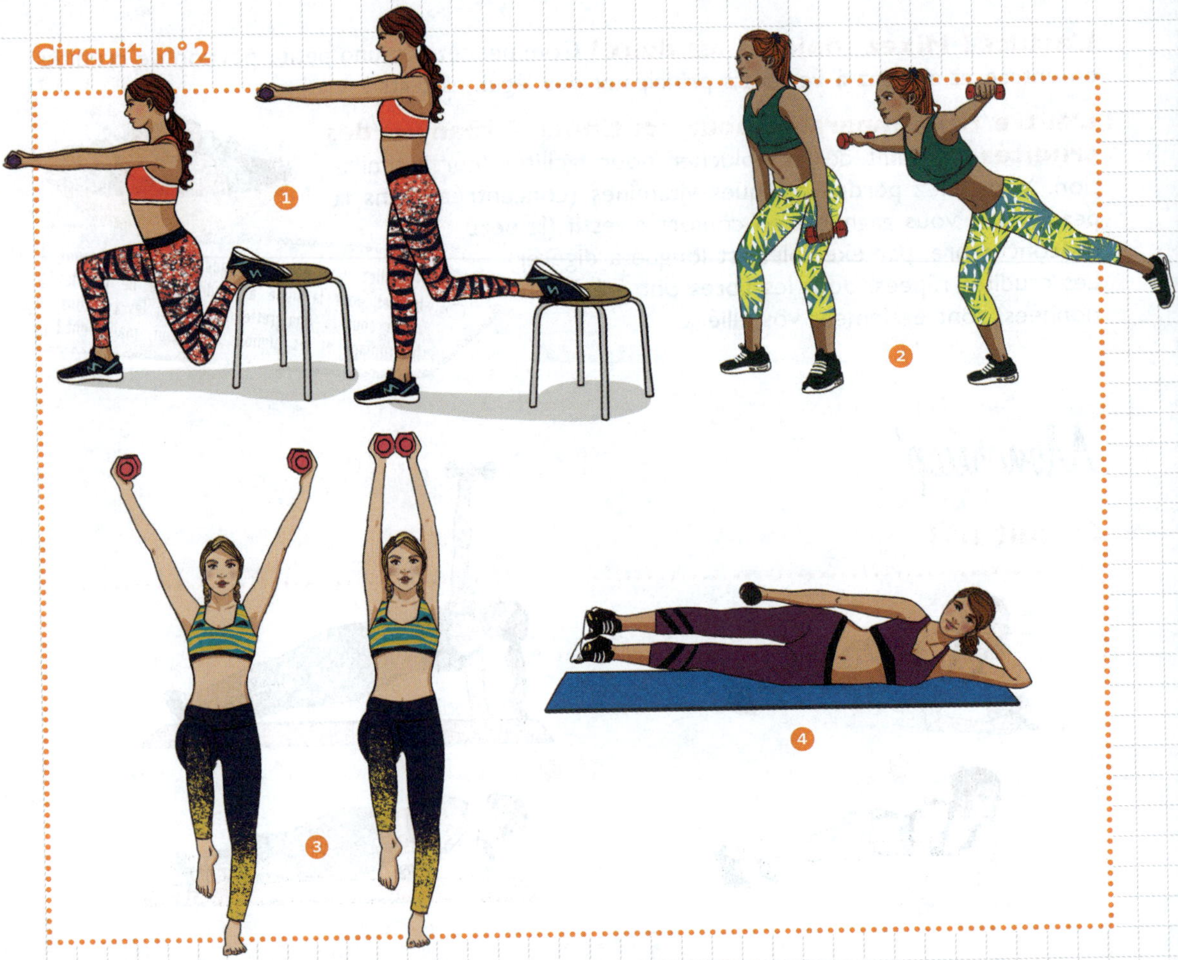

Circuit n° 3

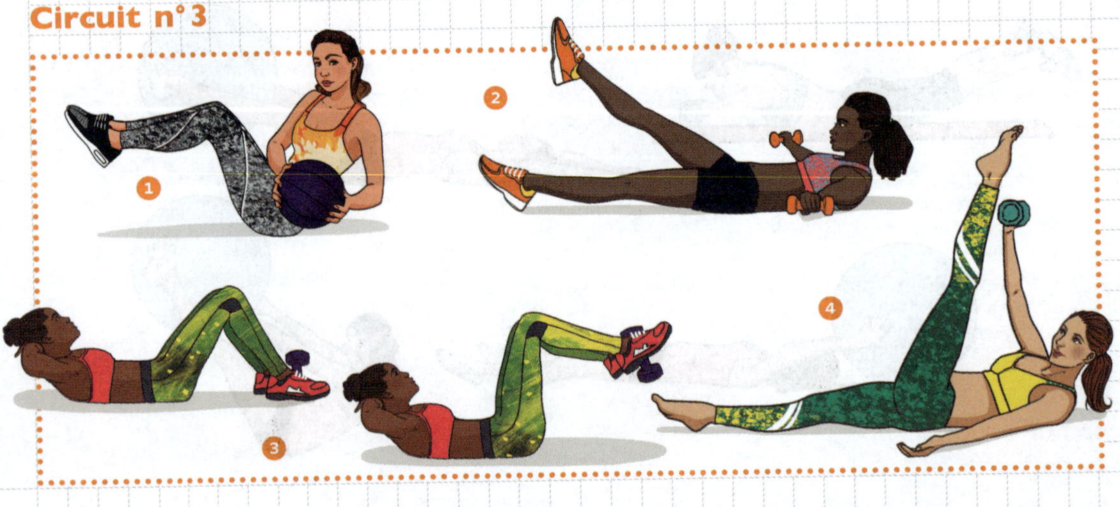

Chapitre 6

Semaines 7 et 8

Extrême gainage : je repousse mes limites

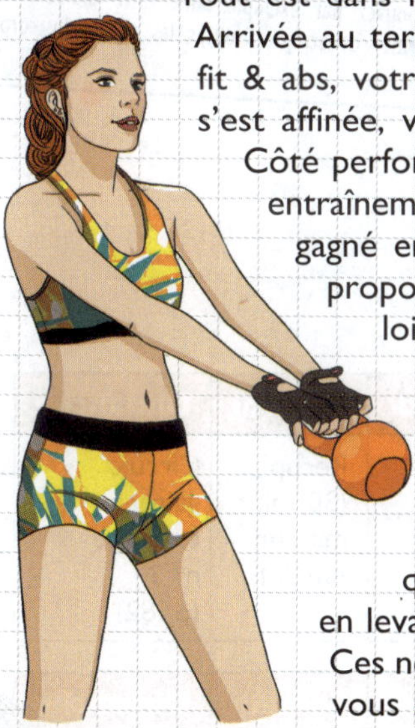

Tout est dans le titre ! Ce chapitre va vous pousser dans vos retranchements. Arrivée au terme de ces 6 semaines de training gainage, associées à une diète fit & abs, votre silhouette s'est affûtée, votre ventre est plus plat, votre taille s'est affinée, vous êtes plus tonique, l'ensemble de votre corps s'est musclé. Côté performances, le gainage vous a rendue plus efficace durant vos autres entraînements, vos gestes sont plus précis, mieux coordonnés, vous avez gagné en réactivité. Vous devez le sentir notamment en cardio (séance proposée p. 36 ou sortie running). Vous avez envie d'aller encore plus loin ? C'est le bon moment !

Les ballons (Swissball® et medecine ball) sont au cœur de ces nouvelles séances. Ils permettent de créer une instabilité des surfaces d'appui, voire une double instabilité sur certains exercices (non seulement votre surface d'appui est instable parce que vous êtes sur un ballon, mais en plus vous réduisez vos appuis en levant une jambe et/ou un pied), histoire de pimenter vos workouts. Ces nouveaux trainings ont été développés pour vous challenger. Lancez-vous sans tarder !

Exos dynamiques + surface instable = sollicitation maximale !

Pourquoi intégrer une double instabilité sur certains exercices ? Pour une sollicitation accrue de toute la chaîne musculaire. Les accessoires type ballons et roue abdominale (si vous voulez vous amuser, vous pouvez aussi choisir d'autres accessoires comme le Bosu® ou les sangles de suspension TRX, voir encadré page suivante) accentuent l'instabilité et donc l'intensité. En effectuant des mouvements sur une surface instable, vous travaillez les muscles de votre core comme jamais et renforcez les muscles stabilisateurs profonds.

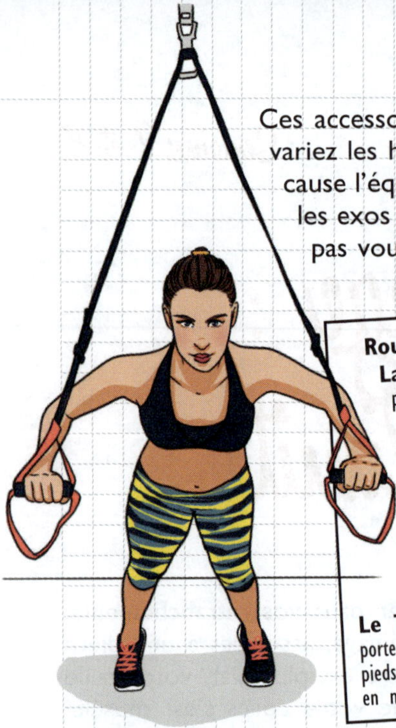

Ces accessoires d'instabilité multiplient les possibilités : grâce à eux, vous variez les hauteurs et les surfaces d'appui. Ils remettent constamment en cause l'équilibre que vous avez gagné au cours des séances précédentes : les exos sont plus difficiles mais ils sont aussi plus ludiques. Vous n'allez pas vous ennuyer !

Roue abdominale, Bosu®, TRX : les nouveaux venus !

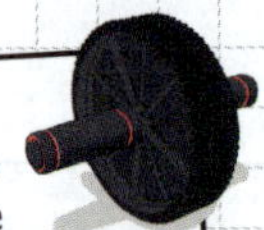

La roue abdominale : c'est un accessoire de musculation qui a une forme de petite roue, de diamètre varié (préférez les plus petites pour commencer), avec une tige centrale qui sert de poignée. En effectuant des mouvements d'avant en arrière, en appui sur les poignées et sur la pointe des pieds ou les genoux, elle vous fait bosser les obliques et les abdos de façon hyper intense ! En un rien de temps, elle vous sculpte un six pack de rêve ! Et les bras ne sont pas en reste avec cet accessoire.

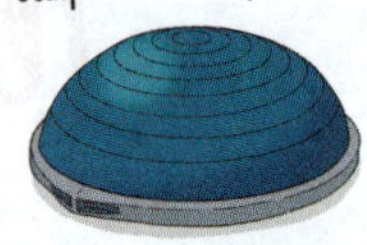

Le Bosu®, cet accessoire avec demi-ballon souple d'un côté et une base rigide de l'autre est hyper instable. Avec lui vous travaillez votre équilibre et sollicitez au max les muscles profonds stabilisateurs. Un super outil pour le gainage !

Le TRX, ces sangles de suspension en mode commando (à accrocher en hauteur à une porte ou un arbre en outdoor) créent de l'instabilité. Vous pouvez par exemple faire votre planche les pieds glissés dans les sangles. Au poids du corps, le TRX permet de sculpter toutes les zones du corps en même temps.

Mon planning gainage

Si je veux me muscler

	Lundi	Mardi	Mercredi	Jeudi	Vendredi	Samedi	Dimanche
Semaine 7	Circuit gainage extrême n° 1 (p. 77)	Récup' (30 min marche rapide)	Circuit cardio power (p. 36)	Récup' (30 min marche rapide)	Circuit gainage extrême n° 2 (p. 80)	Récup' (30 min marche rapide)	Circuit gainage extrême n° 3 (p. 82)

	Lundi	Mardi	Mercredi	Jeudi	Vendredi	Samedi	Dimanche
Semaine 8	Circuit cardio power (p. 36)	Récup' (30 min marche rapide)	Circuit gainage extrême n° 1 (p. 77)	Récup' (30 min marche rapide)	Circuit gainage extrême n° 2 (p. 80)	Récup' (30 min marche rapide)	Circuit gainage extrême n° 3 (p. 82)

Pour ce programme, vous aurez besoin impérativement d'un Swissball® et d'un ballon (medecine ball ou un ballon de basket...).

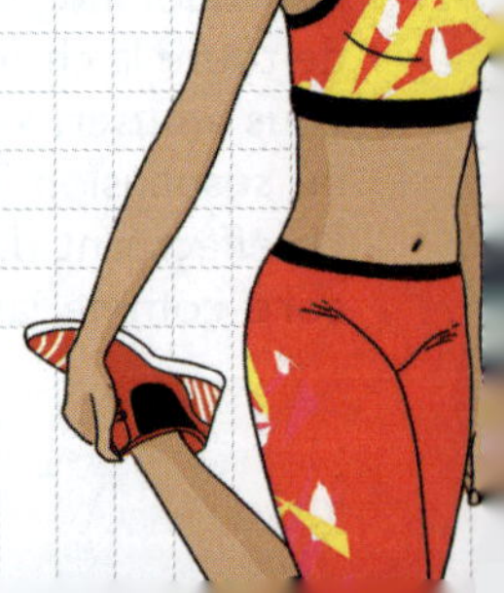

Si je veux mincir tout en me gainant

	Lundi	Mardi	Mercredi	Jeudi	Vendredi	Samedi	Dimanche
Semaine 7	Circuit gainage extrême n° 1 (p. 77) + Circuit cardio power (p. 36)	Récup' (30 min marche rapide)	Circuit gainage extrême n° 2 (p. 80) + Circuit cardio power (p. 36)	Récup' (30 min marche rapide)	Circuit gainage extrême n° 3 (p. 82) + Circuit cardio power (p. 36)	Récup' (30 min marche rapide)	Séance cardio au choix (run, vélo, zumba, natation)

	Lundi	Mardi	Mercredi	Jeudi	Vendredi	Samedi	Dimanche
Semaine 8	Circuit gainage extrême n° 2 (p. 80) + Circuit cardio power (p. 36)	Récup' (30 min marche rapide)	Circuit gainage extrême n° 1 (p. 77) + Circuit cardio power (p. 36)	Récup' (30 min marche rapide)	Circuit gainage extrême n° 3 (p. 82) + Circuit cardio power (p. 36)	Récup' (30 min marche rapide)	Séance cardio au choix (run, vélo, zumba, natation)

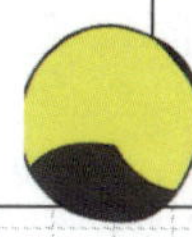

Circuit n° 1 : full body workout

L'objectif de ce 1er circuit ?

Avec cette première séance utilisant régulièrement le ballon, vous allez vous familiariser avec le gainage sur points d'appui instables. Toutes les chaînes musculaires avant, arrière et latérale sont sollicitées avec un léger focus sur l'arrière pour renforcer les lombaires et façonner des ischios-jambiers puissants. Résultat, c'est toute la silhouette qui se muscle.

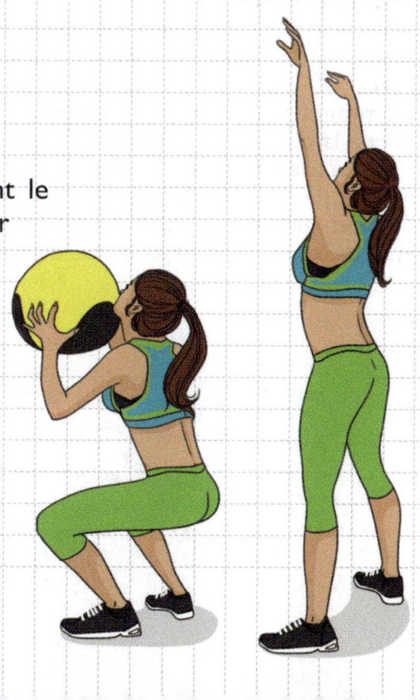

Je programme le chrono

Temps d'effort

*Pour les exercices en alternance, la durée d'effort est pour chaque côté, vous enchaînez bras droit/bras gauche (ou jambe droite/jambe gauche) sans pause.

Niveau 1 : débutante	Niveau 2 : intermédiaire	Niveau 3 : confirmée
– 15 s d'effort*/15 s de repos – Réalisez 6 tours	– 30 s d'effort*/30 s de repos – Réalisez 4 tours	– 45 s d'effort*/45 s de repos – Réalisez 3 tours

Une question de tempo !

Ouvrez l'œil ! Ces exercices étant vraiment exigeants, les temps d'effort ont été un peu réduits pour que vous puissiez les réaliser correctement. Sur certains mouvements, vous devrez d'abord trouver votre point d'équilibre avant de lancer le chrono, ce qui rallonge un peu le temps d'exercice. Pour ce challenge, gardez en mémoire que les temps d'effort sont plus un objectif à atteindre qu'un temps obligatoire à tenir.

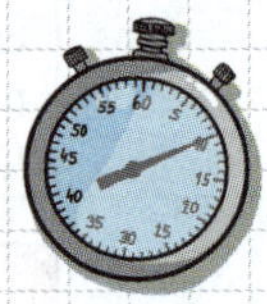

Pour les débutantes, nous avons ajouté un tour pour que votre séance ne soit pas trop courte. Si vous jugez ça trop difficile, revenez à 5 tours.

Durée de la séance : selon votre niveau, de **15 à 23 min** environ, hors échauffement et retour au calme.

Avant de démarrer, je m'échauffe
Pas de training productif et safe sans un bon échauffement. Mettez toutes les chances de votre côté, échauffez-vous pour une séance au top (voir p. 30).

Let's go !

1 Planche ballon

C'est bon pour : la sangle abdominale, les fessiers, les cuisses, les bras, comme pour une planche classique. L'instabilité du ballon améliore en plus le contrôle et la puissance de l'ensemble du corps.

Comment faire ? En planche sur les avant-bras, mettez la pointe des pieds sur le ballon. Tenez la position. Attention à ne pas creuser le dos.
Vous pouvez aussi utiliser un Swissball® que vous placez au niveau des tibias et du cou-de-pied. Attention, pour garder l'équilibre, vous devez rester bien droite et gainée.

Option warrior : mettez-vous sur les mains, bras tendus, puis levez une main après l'autre en alternance pendant la durée de l'exercice. Challenge !

Le conseil : pour ces exercices sur ballon, respirez doucement pendant la mise en place de la position. Restez constamment gainée et concentrée !

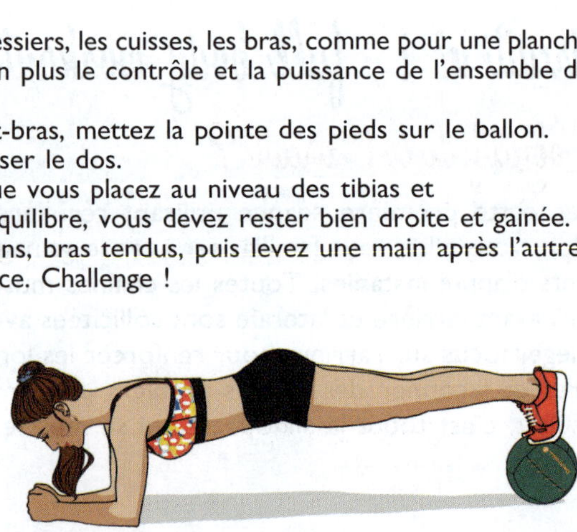

2 Planche latérale sur Swissball®

C'est bon pour : les obliques et affiner la taille. La position exige un max d'équilibre pour pouvoir tenir la position sur l'avant-bras.

Comment faire ? En position de planche latérale, posez les pieds sur le ballon. Ils sont tous les deux en contact avec le ballon et non l'un sur l'autre. Poussez sur l'avant-bras et la main posés au sol et levez votre bassin vers le plafond pour aligner votre corps de la tête aux pieds. Tenez la position durant votre temps d'effort, puis changez de côté.

Option easy : calez le ballon contre un mur pour avoir un peu plus de stabilité.

Option warrior : posez les deux pieds l'un sur l'autre.

Le conseil : pour accentuer l'instabilité, levez le bras libre vers le plafond.

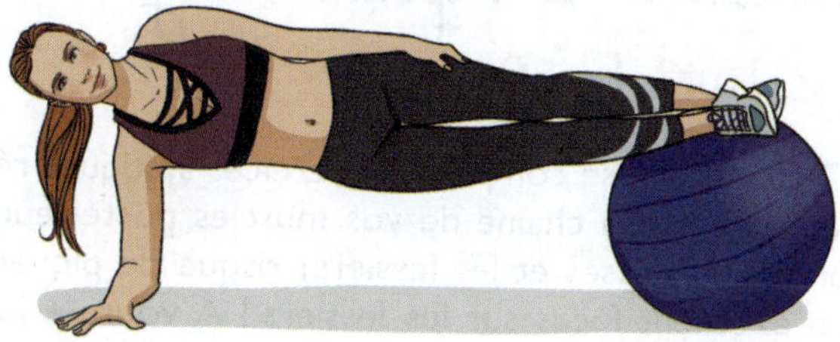

3 Pont sur ballon lesté

C'est bon pour : toute la chaîne postérieure (arrière du corps), et notamment l'ischio-jambier (arrière des cuisses) en appui, les abdos (transverse, droit de l'abdomen, les grands obliques), les fessiers.

Comment faire ? Allongée sur le dos, les jambes tendues sur le medecine ball, bras croisés sur la poitrine. Inspirez et contractez les fessiers. Expirez en soulevant le bassin et la colonne, en poussant et en resserrant les omoplates. Inspirez et levez une jambe à 90°. Tenez la position en gardant le bassin relevé, mais pas trop haut pour ne pas transférer le poids vers la nuque. Pour éviter de vous faire mal au dos, gardez les abdos bien serrés.

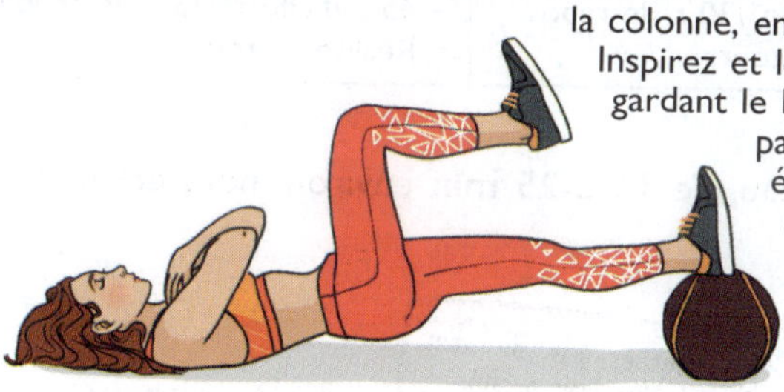

Option easy : posez les bras au sol, les mains à plat.

Option warrior : tendez la jambe qui est en l'air.

4 Lever de buste sur Swissball®

C'est bon pour : renforcer les lombaires et les muscles stabilisateurs, sculpter les ischios-jambiers (arrière des cuisses).

Comment faire ? Placez le haut des cuisses jusqu'aux hanches sur le ballon (le nombril ne touche pas le ballon). Bloquez les pieds contre un mur pour plus de stabilité. Placez les mains au-dessus des oreilles. Remontez le buste. Une fois que vous avez trouvé l'équilibre, tenez la posture.

Option warrior : tendez les bras devant vous, en superwoman (voir p. 49).

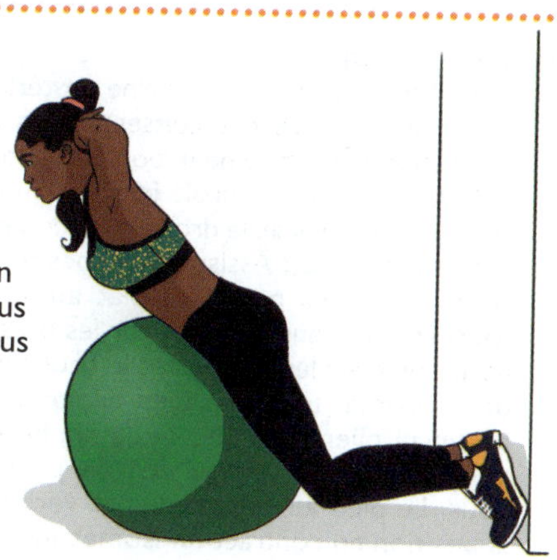

Mon retour au calme post-training

N'oubliez pas vos étirements (p. 38).

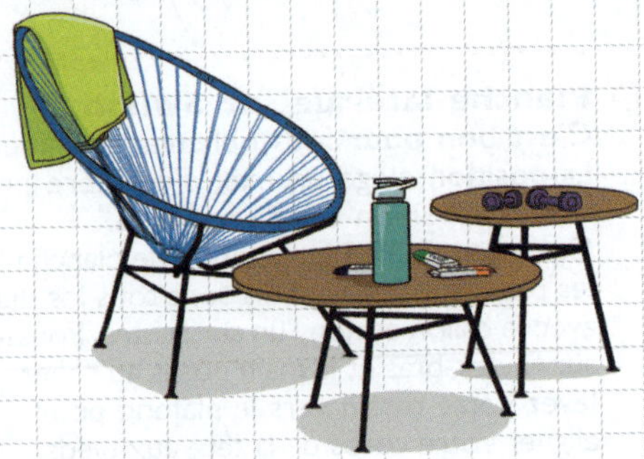

Circuit n° 2 : spécial booty

L'objectif de ce 2e circuit ?

Cette séance se compose d'exercices statiques réalisés en instabilité, ce qui corse nettement les choses ! La chaîne de vos muscles postérieurs (triceps, ischios, c'est-à-dire l'arrière des bras, des cuisses et les fessiers) risque de piquer, l'enchaînement des exercices fait surtout un excellent focus sur les fessiers ! À vous, le joli booty bien rebondi !

Je programme le chrono

Temps d'effort

Niveau 1 : débutante	Niveau 2 : intermédiaire	Niveau 3 : confirmée
– 15 s d'effort*/15 s de repos – Réalisez 6 tours	– 30 s d'effort*/30 s de repos – Réalisez 4 tours	– 45 s d'effort*/45 s de repos – Réalisez 3 tours

* Voir l'encadré en haut de la page 68.

Durée de la séance : selon votre niveau, de **16 à 25 min** environ, hors échauffement et retour au calme.

Let's go !

N'oubliez pas de vous échauffer (voir p. 30).

1 Leg pull up

C'est bon pour : toute la chaîne postérieure (les muscles à l'arrière du corps), notamment les ischios (arrière des cuisses) et les fessiers qui sont travaillés isolément (vous les contractez volontairement pour accentuer l'effort), et les triceps, à l'arrière du bras. À l'avant, ce sont le droit fémoral (muscle avant de la cuisse), le transverse, le droit de l'abdomen qui piquent.

Comment faire ? Assise les jambes tendues devant vous, les mains posées à plat au sol, les doigts tournés vers vous. Poussez sur les bras et les talons pour soulever les fessiers et le haut du corps. Vous devez former une ligne bien droite. Sans baisser le bassin ni plier le genou de la jambe d'appui, levez une jambe bien tendue vers le plafond ou devant vous. Le pied au sol est pointé vers le mur. Gardez la position en contraction isométrique (les muscles se contractent tandis que les points d'appui restent fixes). Plus le pied au sol est éloigné de la fesse, plus c'est dur.

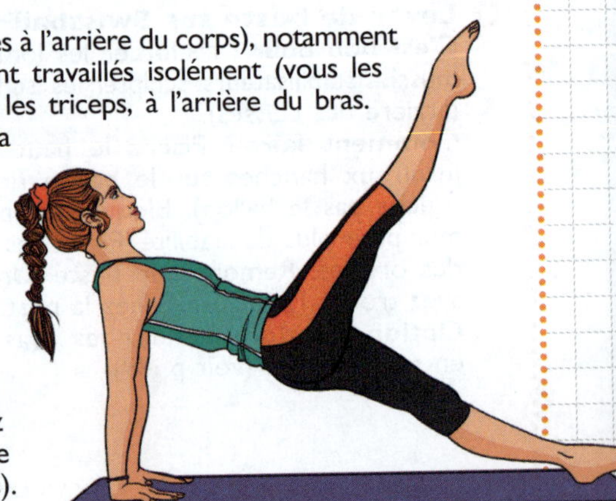

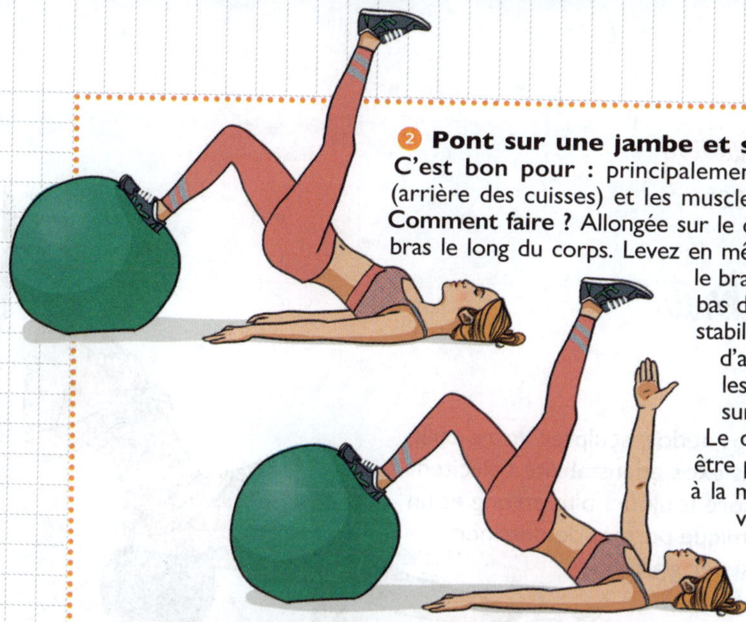

② Pont sur une jambe et sur Swissball®

C'est bon pour : principalement les fessiers, les ischios-jambiers (arrière des cuisses) et les muscles stabilisateurs.

Comment faire ? Allongée sur le dos, les pieds posés sur le ballon, les bras le long du corps. Levez en même temps les fessiers, une jambe et le bras opposé tendus tout en décollant le bas du dos. Pour réussir à tenir et à vous stabiliser, vous devez contracter la cuisse d'appui, la sangle abdominale et serrer les omoplates. Vous n'êtes en appui que sur le pied et les omoplates resserrées. Le dos, les fessiers et la cuisse doivent être parfaitement alignés, les deux cuisses à la même hauteur. Tenez la position sur votre temps d'effort.

Option easy : gardez les deux mains au sol.

③ Coup de pied latéral sur un genou

C'est bon pour : muscler plusieurs groupes musculaires à la fois, dont les fessiers, les obliques, les abdos, l'extérieur des cuisses (abducteurs), le grand dorsal et allonger les muscles de tout le corps.

Comment faire ? Sur un genou, placez les mains derrière la tête, les bras sont bien ouverts. Tendez la jambe en la gardant au sol, penchez-vous légèrement sur le côté. Pied, hanche, épaule sont alignés. Inspirez et soulevez la jambe à la hauteur de la hanche. Tenez la position pendant votre temps d'effort, puis changez de jambe. Excellent exercice pour travailler votre équilibre, les premières tentatives vont être hard !

Option warrior : ramenez la jambe légèrement vers l'avant comme pour donner un coup de pied, puis ramenez-la vers l'arrière sans bouger les hanches, ni tomber !

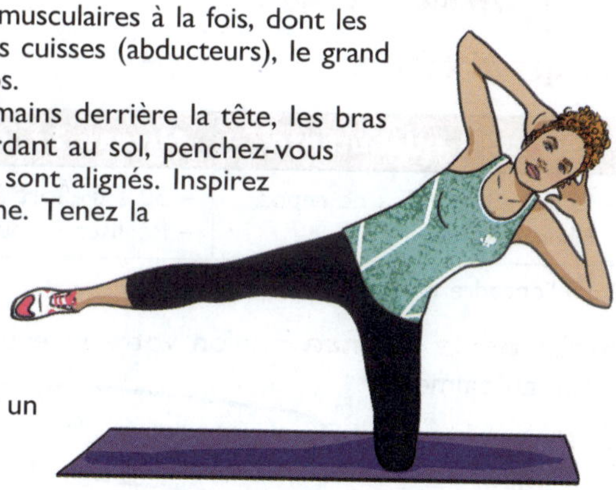

④ Superwoman dynamique sur Swissball®

C'est bon pour : renforcer les lombaires, sculpter le dos mais aussi les fessiers.

Comment faire ? Allongez-vous sur le ballon, en le plaçant au niveau du nombril. Trouvez votre point d'équilibre tout en alignant votre corps. Pour vous aider, placez le ballon face au mur, prenez appui sur celui-ci et, une fois stabilisée, ramenez doucement les bras à 90°. Serrez fortement les omoplates et les fessiers. Tenez la posture selon votre durée d'effort.

C'est un très bon exercice d'équilibre. Si vous y parvenez : *good job* !

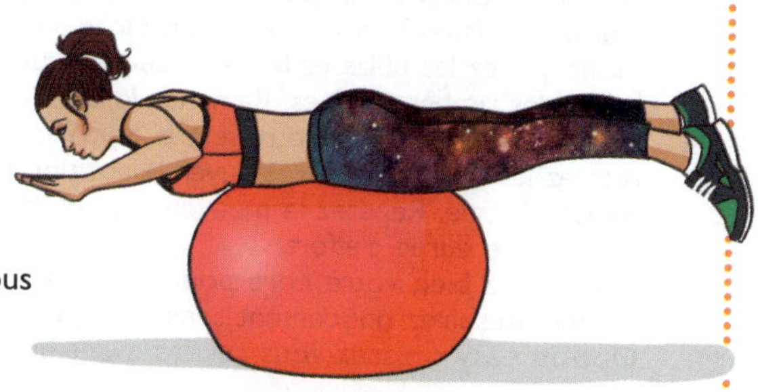

Mon retour au calme post-training

N'oubliez pas vos étirements (p. 38).

Circuit n° 3 : abs workout

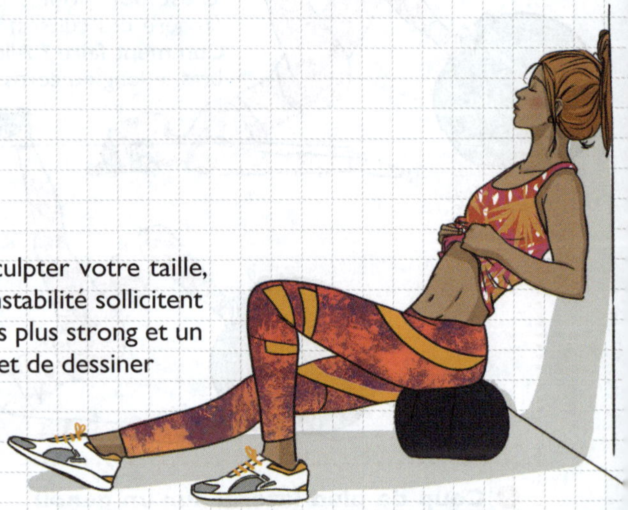

L'objectif de ce 3ᵉ circuit ?

Si votre objectif est de dessiner vos abdos, sculpter votre taille, vous allez adorer cette séance ! Les exos en instabilité sollicitent le centre de votre corps pour un core toujours plus strong et un ventre plus plat. Le travail en dynamique permet de dessiner en surface vos abdos, un résultat super glam que ne permet pas un gainage statique…

Je programme le chrono

Temps d'effort

Niveau 1 : débutante	Niveau 2 : intermédiaire	Niveau 3 : confirmée
– 15 s d'effort*/15 s de repos – Réalisez 6 tours	– 30 s d'effort*/30 s de repos – Réalisez 4 tours	– 45 s d'effort*/45 s de repos – Réalisez 3 tours

* Voir l'encadré en haut de la page 68.

Durée de la séance : selon votre niveau, **15 à 23 min** environ, hors échauffement et retour au calme.

Let's go !

N'oubliez pas de vous échauffer (voir p. 30).

1 Planche dynamique sur Swissball®

C'est bon pour : muscler la sangle abdominale et, secondairement, l'ensemble du corps, l'instabilité obligeant à gainer toute la silhouette.

Comment faire ? En position de planche sur les mains, placez les tibias et les cous-de-pied sur le ballon, les jambes tendues. Ramenez le ballon vers vous en avançant les genoux vers la poitrine, puis reculez les jambes pour retrouver la position de planche initiale. Répétez le mouvement pendant toute votre durée d'effort.

Contractez bien votre core pour rester stable et alignée. Respirez doucement sans blocage.

Option easy : placez-vous sur les avant-bras.

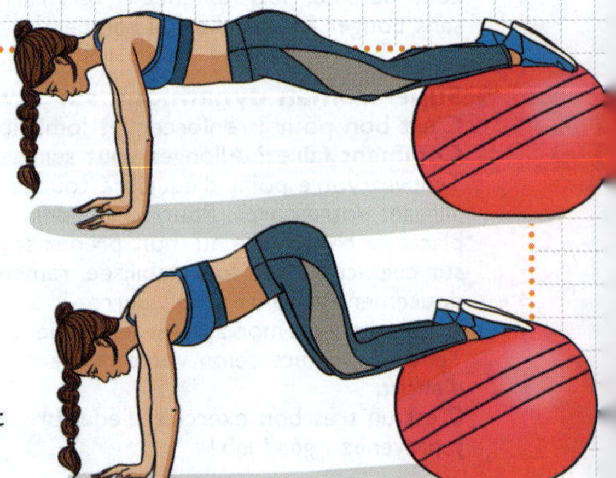

② Pont dynamique en instabilité sur Swissball®

C'est bon pour : travailler la sangle abdominale, raffermir les ischios-jambiers (arrière des cuisses), sculpter les fesses.

Comment faire ? L'objectif est de faire rouler le ballon le long de votre dos. Allongez-vous sur le ballon en plaquant bien le dos, des épaules aux premières lombaires. Tendez les haltères au-dessus de votre visage, levez une jambe, l'autre est bien à plat au sol. Contractez les fessiers et quadriceps (avant de la cuisse) pour lever le bassin. Twistez le centre de votre corps pour faire rouler le ballon de gauche à droite tout en gardant l'équilibre, bras bien tendus. La tête reste dans l'alignement de la colonne. Répétez le mouvement pendant toute votre durée d'effort.

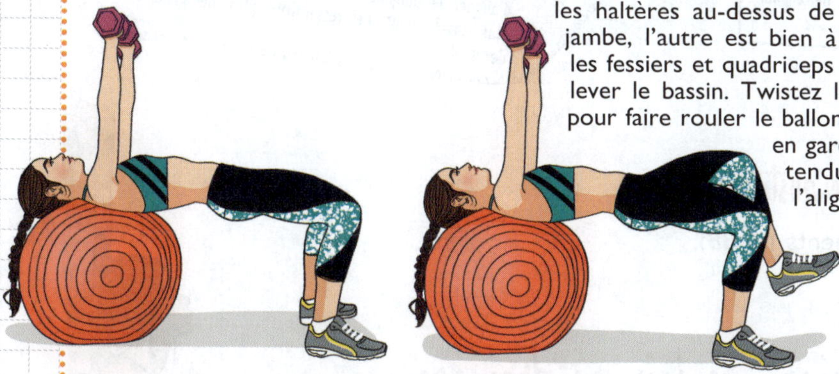

Option easy : tenez la position statique, ne twistez pas le buste.

③ Adbos avec roue

C'est bon pour : toute la chaîne antérieure. La roue est un accessoire redoutable pour muscler toute la sangle abdominale (grand droit, transverse). L'exo permet aussi de travailler les épaules, les dorsaux, les ischios-jambiers (arrière des cuisses), les bras. En sollicitant les muscles profonds, vous vous sculptez un ventre plat et améliorez votre posture. Vous augmentez aussi votre force et votre stabilité.

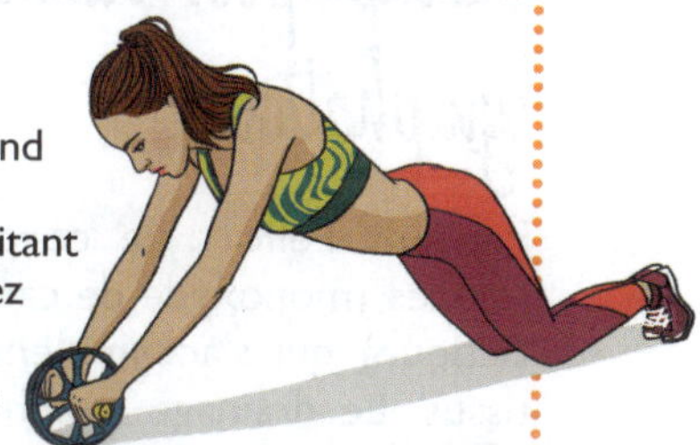

Comment faire ? Sur les genoux, votre roue entre les deux mains, étirez-vous vers l'avant en laissant rouler la roue, puis revenez en posture regroupée. Faites des allers-retours pendant votre durée d'effort. Pour garder l'équilibre, vous devez contracter l'ensemble de votre corps. Gardez les genoux et les coudes serrés près du corps sur le retour. Plus la roue va loin, plus vous travaillez et étirez vos muscles.

Option warrior : mettez-vous sur la pointe des pieds.

> **Le conseil :** si vous n'avez pas de roue à abdos, aucun souci, vous pouvez parfaitement la remplacer par n'importe quel objet roulant comme un skate, un haltère…

④ Planche dynamique sur ballon lesté

C'est bon pour : les muscles profonds de la sangle abdominale. Les abdos sont raffermis, les fléchisseurs de la hanche renforcés. L'instabilité accentue le travail du core.

Comment faire ? En planche, mains en appui sur le ballon lesté, levez simplement une jambe. Quand vous êtes stable, effectuez de petits battements de haut en bas. Ne levez pas trop la jambe pour éviter de creuser le dos (gardez le bassin rétroversé, c'est-à-dire les fesses rentrées). Et pour garder l'équilibre, contractez les quadriceps (avant de la cuisse) et les pectoraux.

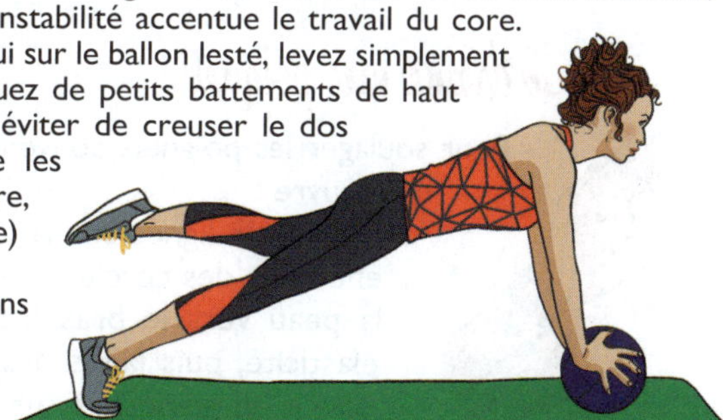

Option easy : gardez la position statique sans faire de battement.

Option warrior : plus vous avancez les bras, plus l'exercice est difficile.

Le conseil : certaines douleurs peuvent être causées par une mauvaise posture. Travaillez à deux pour checker votre position.

Ça pique ! J'ai mal aux poignets sur certains exos, je fais quoi ?
Travailler en prenant appui sur un haltère permet d'aligner le poignet avec le bras. Le poignet n'étant plus cassé, vous ne ressentirez plus de gêne ou de douleur.

Mon retour au calme post-training

N'oubliez pas vos étirements (p. 38).

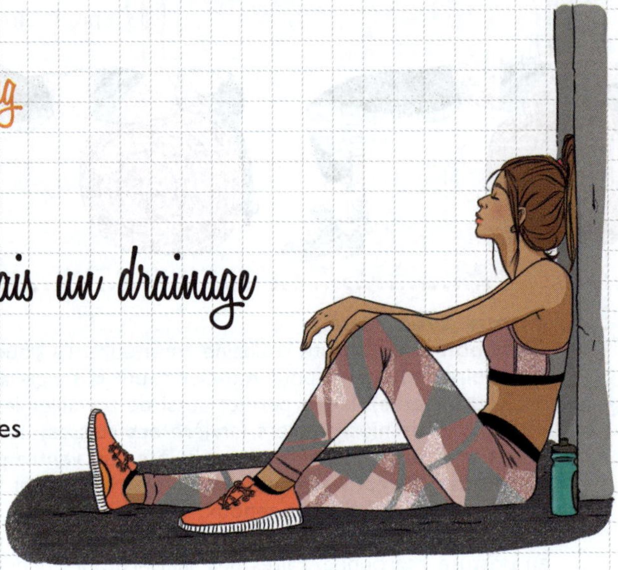

Récup' post-training : je fais un drainage lymphatique

Pendant l'effort, le corps sécrète des toxines (monoxyde de carbone, acide lactique) qui s'accumulent dans les tissus. Le drainage lymphatique, en optimisant la circulation sanguine et lymphatique, aide à évacuer les toxines. Les muscles sont moins encrassés, d'où son image détox. À la clé, pour vous, une meilleure oxygénation des tissus, une meilleure régénération tissulaire, qui augmentent la rapidité de récupération des muscles après l'effort, réduisent la douleur des courbatures, soulagent les contractions musculaires. Vous faites de la rétention d'eau ? Bonus ! Le drainage lymphatique aura aussi un effet skinny sur votre silhouette. Il désengorge les tissus, déstocke les graisses, vous vous sentez plus légère, vous paraissez plus fit !

Je draine mes poignets

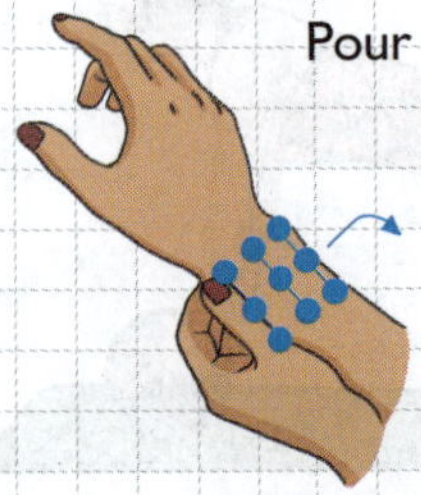

Pour soulager les poignets souvent sollicités pendant le gainage, essayez cette manœuvre

Imaginez 3 lignes sur la longueur de votre poignet. Sur chaque ligne, effectuez des cercles avec votre pouce sur 3 points différents : étirez la peau vers le bras (pas vers la main) jusqu'au maximum de son élasticité, puis faites des cercles en maintenant une pression (votre pouce ne glisse pas sur la peau, il déplace la peau). Soulevez votre pouce tout en restant en contact avec la peau.

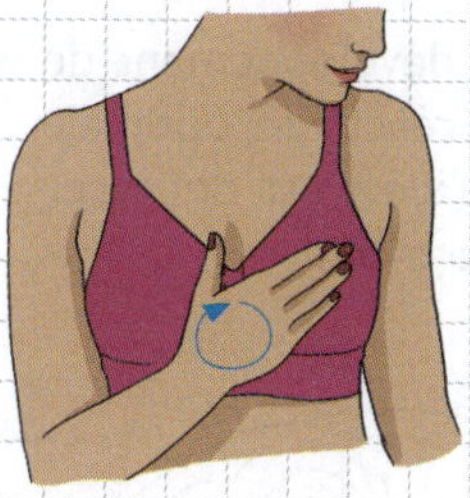

Je draine le plexus solaire

Le stress, une mauvaise position, une mauvaise respiration, un effort réalisé en apnée sont autant de facteurs de blocage du plexus solaire. Pour le débloquer, installez-vous confortablement dans un fauteuil ou allongez-vous. La paume de la main posée sur le plexus solaire (juste sous la pointe du sternum), effectuez des cercles dans le sens des aiguilles d'une montre en effectuant une légère pression.

Pour optimiser le drainage…

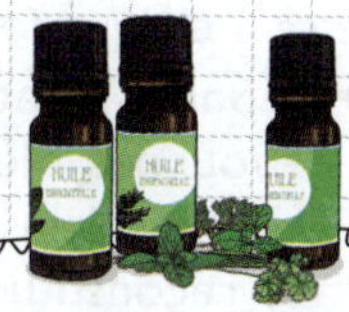

Il est conseillé d'utiliser des huiles essentielles. Pour un effet décontractant musculaire et circulatoire, mélangez par exemple dans 10 cl d'huile végétale ou d'aloe vera 10 gouttes de gaulthérie ou 30 gouttes de lavande aspic.
Les mouvements sont à répéter au moins 5 fois, 2 fois par jour, de préférence tous les jours.

Warning !
Ne prenez pas le drainage lymphatique à la légère. Si vous êtes malade ou souffrez de phlébites, demandez conseil à votre médecin. Le drainage lymphatique relance la circulation de la lymphe qui draine les toxines à travers le corps. En cas de pathologie grave, mieux vaut éviter de propager des cellules malades à l'ensemble de l'organisme.

Nutrition : je booste mes perfs !

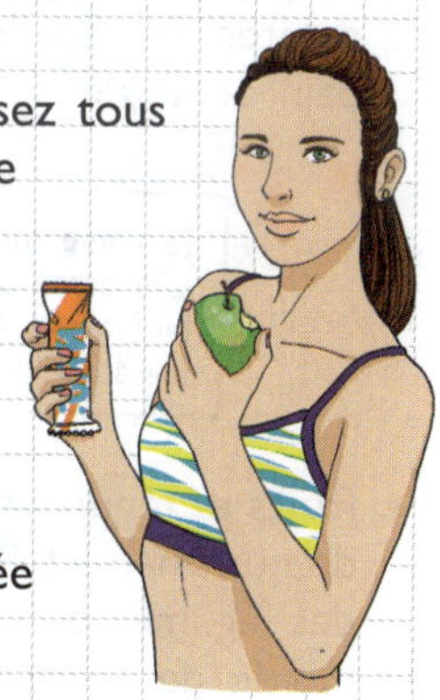

La diète spéciale fit & abs n'a plus de secret pour vous, vous connaissez tous les pièges à éviter et les bons aliments à privilégier pour vous tailler une silhouette mince et un ventre plus plat. L'heure est donc venue de donner un coup de boost à vos séances grâce à votre assiette ! Vous allez apprendre à mettre au menu les aliments qui renforcent vos muscles, les aident à mieux progresser et les bons carburants pour être au top sur vos circuits gainage.
Une nouvelle diète pour être plus strong et pleine de vitalité avant, pendant et après l'effort ! Petite plongée dans le placard idéal de la fit-girl.

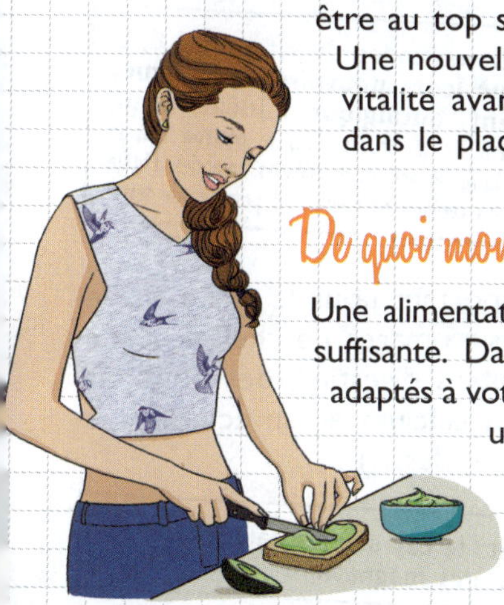

De quoi mon corps a besoin pour l'effort ?

Une alimentation healthy doit vous apporter tous les nutriments en quantité suffisante. Dans le cadre d'un programme d'entraînement, les bons aliments adaptés à votre pratique doivent en plus être délivrés au bon moment. Tout est une question d'équilibre et de timing ! Si vous manquez de glucides (le fournisseur d'énergie), vous aurez du mal à performer. Pas assez de protéines (les bâtisseurs des muscles) ? Ce sont vos muscles qui ne vont pas se reconstruire de façon optimale.

Les lipides (graisses) ne sont pas non plus à négliger car ils assurent le bon développement de vos cellules et une bonne transmission nerveuse (indispensables pour une réactivité optimale lors de l'effort). Pour faire le plein de bons aliments de façon intelligente, l'idéal est de miser sur 3 repas par jour, pas trop riches, et 1 à 2 collations en fonction de votre faim.

L'assiette idéale de la fit-girl

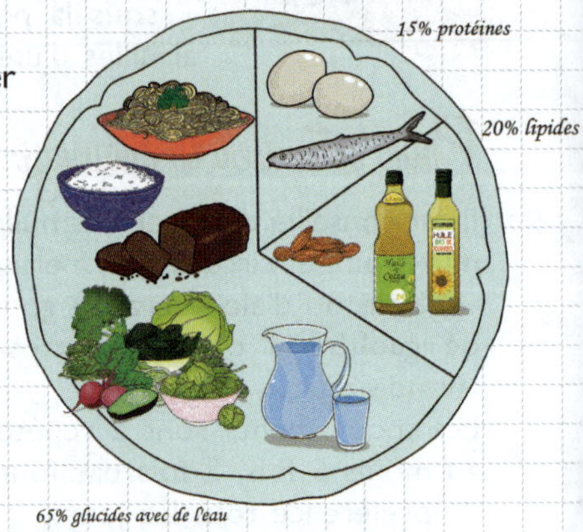

Pour répondre à vos besoins énergétiques et pouvoir donner le meilleur de vous-même sur vos workouts, votre repas doit être à chaque fois composé de :

- **(bonnes) matières grasses :** huile d'olive, de lin, de colza et/ou des oléagineux (amandes, noisettes, noix), pour faire le plein d'acides gras essentiels (oméga-3, 6 et 9) et reconstituer efficacement les membranes cellulaires après l'effort ;
- **protéines :** limitez celles d'origine animale et privilégiez les céréales et légumineuses, le soja, les algues, les graines, les oléagineux, les œufs, les poissons, qui contiennent des supernutriments pour nourrir les muscles ;
- **féculents :** de préférence à base de céréales complètes qui ont conservé leur enveloppe, ils sont plus riches en nutriments et certains apportent des bons glucides à IG bas et moyen. Privilégiez notamment l'orge, le boulgour de blé, le riz complet, les pâtes, les patates douces, les pommes de terre cuites à la vapeur ou froides, les légumineuses, le pain de seigle… Vous avez le choix !

> **Je mise sur les féculents et autres aliments à IG bas,** c'est-à-dire ceux qui ont un faible impact sur la glycémie : orge, riz complet, patate douce, légumineuses… mais aussi tous les légumes ! Les féculents à IG bas sont de bons carburants des muscles pendant l'effort ; leur digestion plus lente a une action sur l'assimilation des protéines et la sensation de satiété.

- **fruits et légumes :** pleins de fibres, de vitamines, de nutriments ! Comptez 1 à 2 fruits par jour et des légumes qui doivent représenter en poids la moitié de votre assiette les jours de repos, ou un quart les jours de training (à équilibrer avec des féculents) ;

> **J'augmente ma conso de vitamines C, E et B1 pour leurs pouvoirs antifatigue, antioxydant, antalgique : idéals pour performer !** On les trouve dans le poivron cru, le radis noir, le kiwi, les germes de blé, les amandes, l'huile de carthame, les céréales complètes, les pommes de terre.

- **un produit laitier ou autre aliment riche en calcium :** important pour le maintien de la structure osseuse mais aussi des muscles. Consommez des fromages de chèvre ou de brebis (qui se digèrent mieux et limitent les risques de troubles digestifs), des boissons végétales enrichies en calcium, des graines de lin (riches en calcium et en acides gras essentiels oméga-3 anti-inflammatoires) et des oléagineux (amandes…) ;
- **eau :** 1,5 litre par jour et un peu plus les jours d'entraînement pour compenser la perte hydrique et en oligoéléments liée à la transpiration.

> **Je mets le cap sur les eaux riches en calcium et magnésium** : Evian®, Vittel®…

Dans le placard de la fit-girl…

Pour composer au mieux vos repas, veillez à toujours avoir dans vos placards des aliments super healthy. Vous pourrez ainsi composer rapidement un repas sain sans craquer pour de la junk-food ou des plats transformés, industriels.

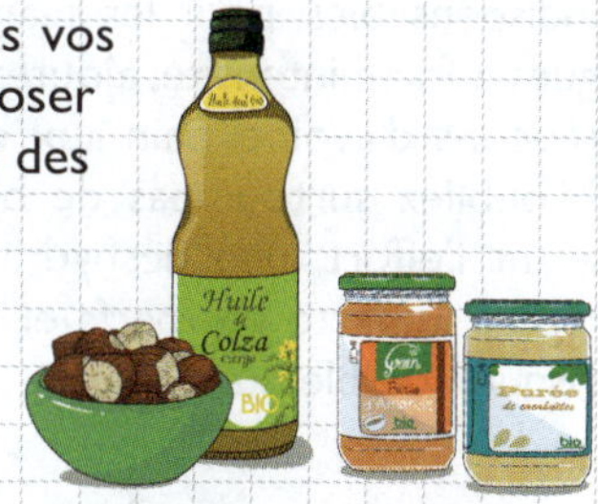

Les bonnes matières grasses : huiles d'olive, de lin, de colza, de noix, de chanvre ; oléagineux non salés et non grillés (amandes, noisette, noix) ; graines (courge, lin, chia, sésame…) ; purée d'amandes, de cacahuètes, de sésame, de cajou…

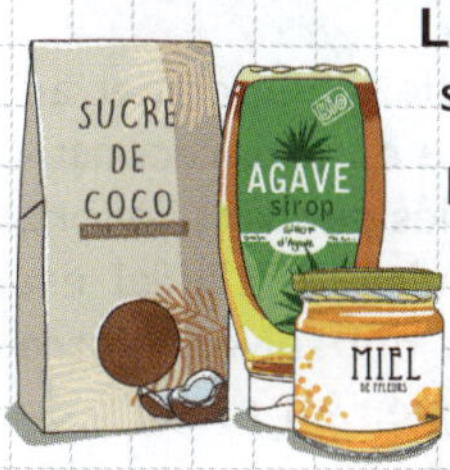

Les bons sucres (à consommer en petite quantité) : miel, sirop d'agave, sucre de coco, sucre de canne complet…

Des féculents, céréales et légumineuses : pain de seigle, aux céréales ; riz complet ou semi-complet (rouge, basmati, sauvage) ; orge, amarante, quinoa, maïs, boulgour ; flocons de céréales (avoine, müesli) ; pâtes complètes ou semi-complètes ; légumineuses (lentilles, pois cassés, pois chiches, haricots noirs, rouges), soja (tofu, edamame)…

Des surgelés nature : poissons (maquereaux, sardines), légumes…

Au frigo : fruits et légumes de saison, poisson, œufs, fromages blancs, boissons végétales…

Les + : les plantes aromatiques. Avec leurs nombreuses vertus digestives (paprika, poivre noir, cumin), anti-ballonnements (anis étoilé, menthe), anti-radicalaires (gingembre, curcuma), anti-inflammatoires (clou de girofle, cannelle, gingembre, curcuma), les plantes aromatiques et les épices vous protègent au quotidien, vous donnent du peps pour les trainings. En plus, elles parfument les plats sans (grand) apport calorique. Toujours mieux que d'ajouter du gras, du sel ou du sucre pour donner du goût !

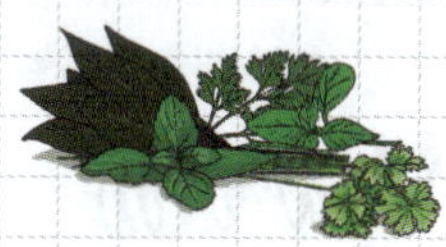

Mon en-cas avant l'entraînement

Grignoter un petit en-cas avant le workout n'est pas obligatoire ! C'est nécessaire seulement si vous avez vraiment faim ou si votre dernier repas remonte à plusieurs heures, cela vous évitera le coup de pompe ou une hypoglycémie.

Quand ? Prenez votre collation environ 1 heure avant l'entraînement pour éviter les troubles digestifs qui plomberaient votre séance.

Zappez les sucres rapides ! Pas de croissants, ni de gâteaux, de biscuits ou tout ce qui est trop gras et trop sucré. Ces aliments plaisir ne vous apportent rien d'intéressant d'un point de vue nutritionnel (on appelle cela des « calories vides ») et gênent la digestion.

L'en-cas idéal avant une séance de gainage ? 1 fruit + 1 produit laitier ou quelques oléagineux (soit une poignée, environ une dizaine, d'amandes, de noix) ou ½ avocat + 1 féculent ou des glucides lents pour vos séances gainage extrême + cardio à forte intensité.

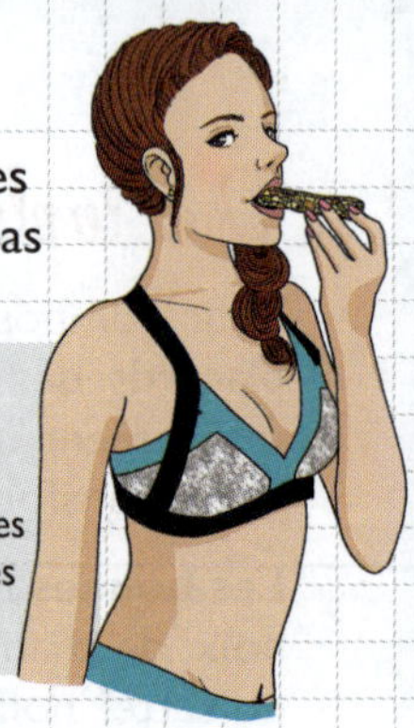

Les féculents riches en glucides sont le premier carburant de l'effort. Sur les séances simples de gainage, si vous n'avez pas très faim, les glucides ne sont pas indispensables, pour les séances plus longues à forte intensité, ajoutez des glucides (flocons d'avoine, pain aux céréales). N'oubliez surtout pas de boire de l'eau avant l'effort, une déshydratation même légère impacte vos perfs et augmente les risques de blessure.

Tartine express avant l'effort

Tartinez 1 tranche de pain complet de beurre de cacahuètes. Coupez dessus de fines rondelles de banane (½ banane) et parsemez de quelques amandes effilées et de cacahuètes concassées.

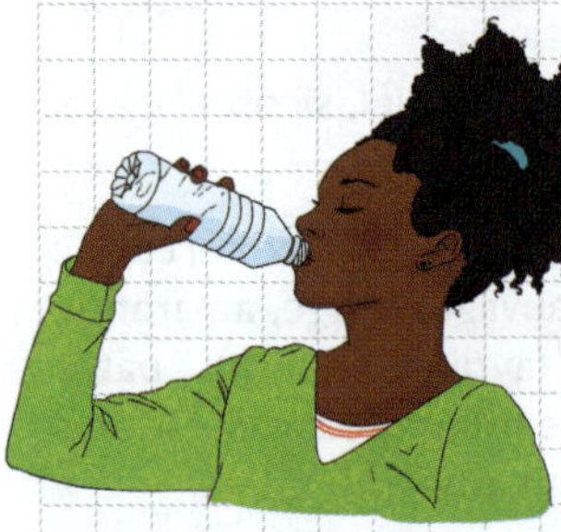

Mon en-cas post-workout

La collation post-workout est indispensable. Elle permet au corps de se régénérer : compenser la perte en eau, reconstituer les stocks de glycogène (l'énergie) brûlés pendant l'effort, aider à la reconstruction des fibres musculaires. L'idéal est de prendre votre en-cas dans les 30 minutes qui suivent votre séance pour profiter de la fenêtre métabolique. Au menu : de l'eau, des glucides, des fibres et des protéines !

La fenêtre métabolique, qu'est-ce que c'est ?
Juste après l'effort s'ouvre la fenêtre métabolique, une période pendant laquelle l'organisme reconstitue les stocks énergétiques et absorbe donc tous les nutriments. À vous de lui donner ce dont il a besoin !

Milk-shake express

Passez au blender 3 abricots ou 3 prunes (selon la saison) dénoyautés, 15 cl de lait d'amande, 1 c. à s. de graines de chia. Mélangez jusqu'à l'obtention d'un mélange homogène. C'est prêt !

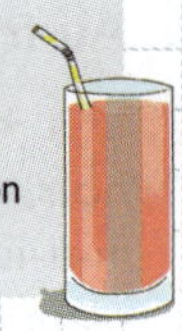

Mon récap'

Circuit n° 1

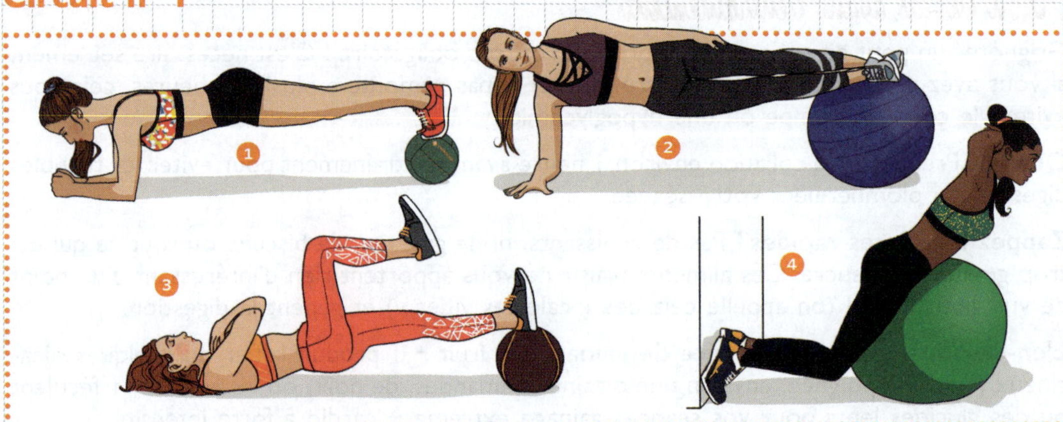

Circuit n° 2

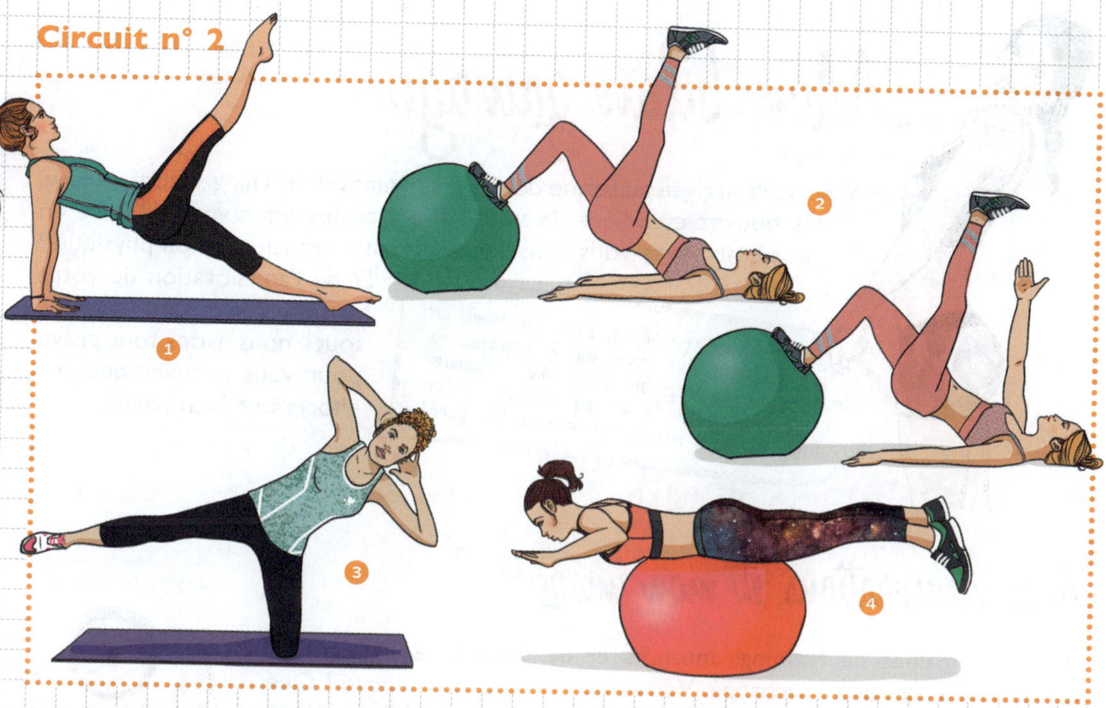

Circuit n° 3

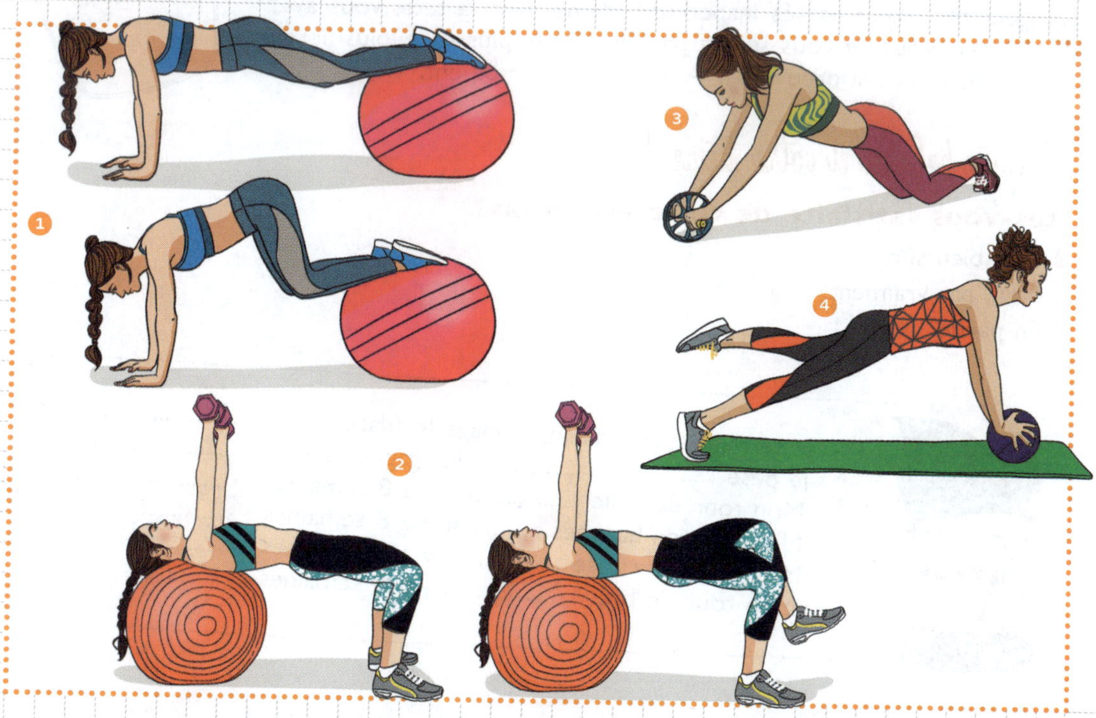

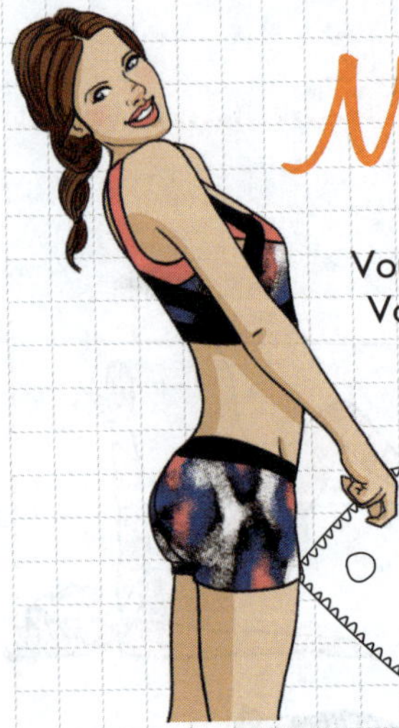

Mon bilan gainage

Vous voilà arrivée au terme de ces 8 semaines de training spécial gainage. Vous pouvez être fière de vous ! Il est temps pour vous de faire un petit bilan. Avez-vous conscience de votre transformation physique ? Et de l'amélioration de votre forme ? Oui ? Non ? Pas de souci, nous avons tout prévu pour vous prouver que vos efforts ont bien payé !

Soyez patiente et indulgente envers vous-même, car le gainage est un travail lent et minutieux qui demande du temps afin d'apprendre à contracter les bons muscles. La pratique régulière est l'une des clés de la réussite pour un corps bien gainé !

Mes mensurations et mon image

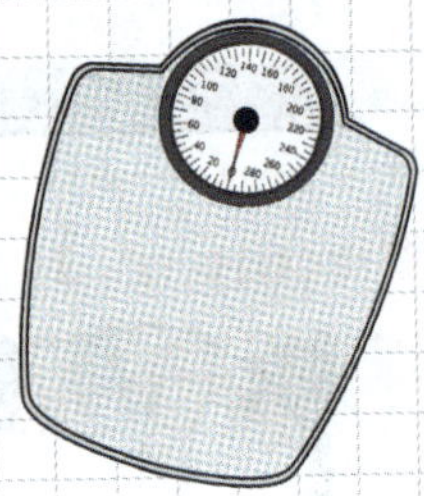

Après 8 semaines de trainings intensifs et de diète fit & abs, pas de doute : votre silhouette a changé. Vous n'en êtes pas convaincue ? Que vous disent les copines, votre chéri, la famille ? Impossible que ces changements soient passés inaperçus ! Même dans la tête, vous avez dû changer. Vous ne vous sentez pas plus forte, plus sûre, plus fière ? Si vous en voulez la preuve par A + B, c'est le moment.

À votre balance et votre mètre !

Êtes-vous satisfaite de cette évolution ?

- ❑ Oui, bien sûr.
- ❑ Non, pas vraiment.
- ❑ En partie.

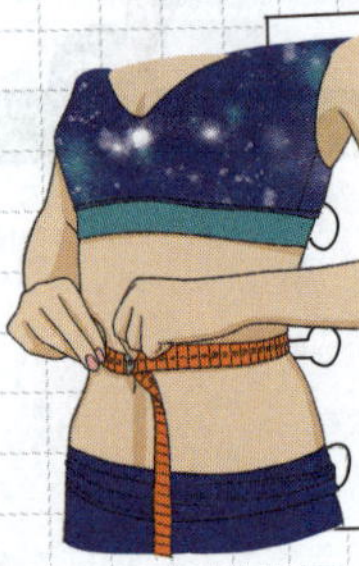

Je termine mon training gainage le (date) : ....

Je pèse : .... J'ai gagné/perdu : .... kg

Mon tour de taille : .... Il y a 8 semaines : ....

Mon tour de hanches : .... Il y a 8 semaines : ....

Mon tour de cuisse : .... Il y a 8 semaines : ....

Mon tour de bras : .... Il y a 8 semaines : ....

Qu'est-ce qui vous a empêché d'obtenir des résultats satisfaisants ?

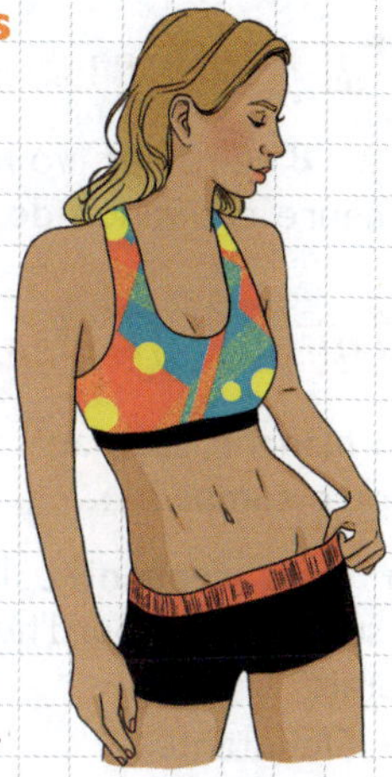

❑ Je n'ai pas été assez assidue sur les séances cardio.
❑ Je n'ai pas été assez assidue sur les trainings gainage.
❑ J'ai manqué de rigueur sur la partie nutrition.
Autre : ....

Quels que soient les résultats obtenus, vous êtes arrivée jusqu'ici, ce qui est déjà un succès en soi. **Si vous souhaitez aller plus loin pour atteindre votre objectif minceur**, accordez-vous 1 ou 2 semaines d'entraînement supplémentaires en doublant le temps de votre séance cardio au choix et surtout suivez bien nos conseils nutritionnels. Car les kilos superflus sont souvent liés aux grignotages et autres craquages. Checkez aussi ce que vous consommez en soirées.

La preuve par l'image

Les chiffres ne correspondent pas à vos attentes ? Ressortez les photos prises il y a 8 semaines. En les comparant avec celles prises aujourd'hui, vous allez vous rendre compte que votre silhouette a changé, et dans le bon sens.

Qu'est-ce qui a changé ?

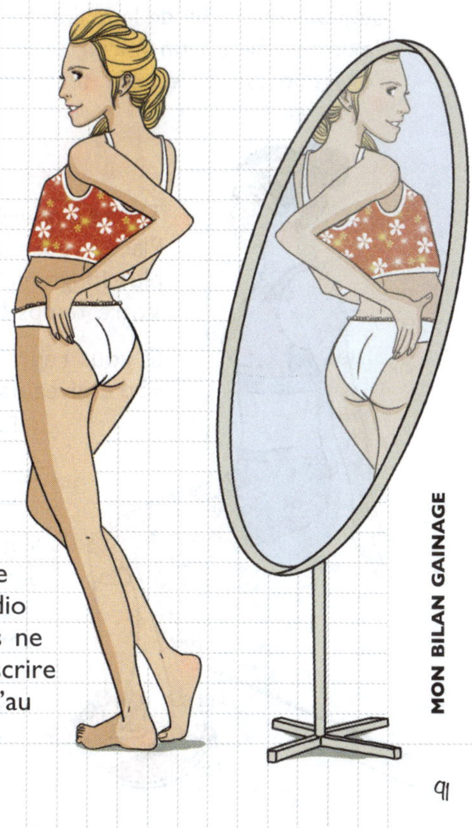

❑ Mon ventre est plus plat.
❑ Je suis plus mince.
❑ Je me suis affûtée, sculptée.
❑ Je suis plus tonique.
❑ Je me tiens plus droite.
❑ Mon dos est plus fort.
❑ Je suis plus en forme.
Autre : ....

Votre nouvelle silhouette vous va comme un gant ? Vous pouvez être fière de vous, vous vous êtes accrochée et cela a payé !
Vous n'avez pas atteint complètement vos objectifs ? Pourquoi ? Vous n'avez pas perdu le poids espéré ? Vous aviez peut-être un objectif trop ambitieux ? Avez-vous bien réalisé les 3 circuits cardio par semaine + la séance en option ? Car, à ce rythme, nul doute que les kilos se sont envolés. Sachez que la régularité sur les séances cardio est primordiale pour perdre du poids durablement. Mais ne vous inquiétez pas, le corps a besoin de temps pour inscrire une nouvelle routine comme une habitude. Vous n'êtes qu'au début de votre nouvelle fit life !

C'est reparti pour un tour !

Il y a 8 semaines, vous avez effectué 2 tests différents pour évaluer votre niveau en gainage. L'heure est venue de refaire le test pour voir où en est votre condition physique.

Test n° 1 : la planche

En planche, face au sol, tenez la position le plus longtemps possible.
Votre temps ? ……..

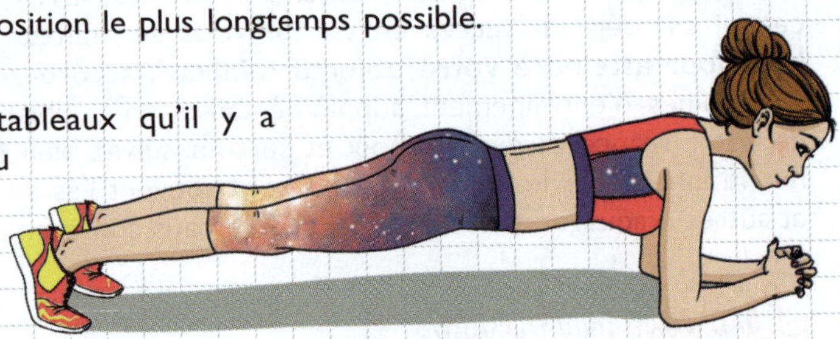

Si vous repreniez les mêmes tableaux qu'il y a 8 semaines, aujourd'hui votre niveau serait :

- ❑ Débutante
- ❑ Intermédiaire
- ❑ Confirmée

Alors, fière de votre progression ? La planche est désormais pour vous un jeu d'enfant ? Super ! Sans chercher à battre le crazy record du monde, ces quelques secondes grappillées sont autant de pas supplémentaires vers une condition physique au top ! Aucun changement ? Difficile à croire, peut-être la planche n'est-elle pas effectuée dans de bonnes conditions, ce qui vous empêche de la maintenir longtemps. Avez-vous mal au dos ? Aux coudes ? Effectuez l'exercice face à un miroir pour être sûre de bien vous positionner et pensez à respirer, l'oxygène est la clé pour tenir un exercice.

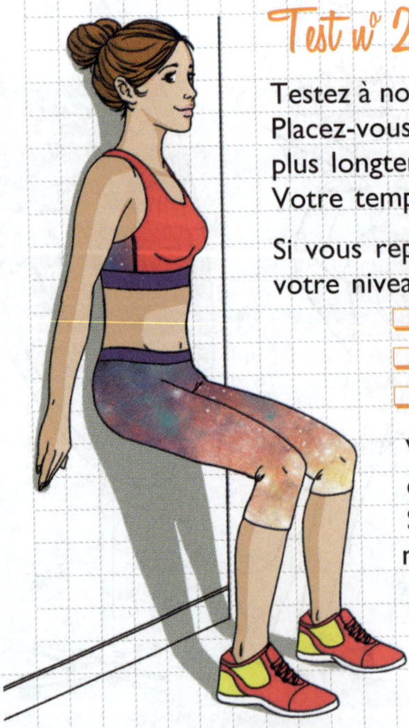

Test n° 2 : la chaise

Testez à nouveau votre résistance et le niveau de puissance de vos cuisses. Placez-vous dos au mur, genoux en angle droit et tenez la position le plus longtemps possible.
Votre temps ?……..

Si vous repreniez les mêmes tableaux qu'il y a 8 semaines, aujourd'hui votre niveau serait :

- ❑ Débutante
- ❑ Intermédiaire
- ❑ Confirmée

Vous avez progressé ? Bonne nouvelle, vous avez désormais des ischios en béton !
Si ce n'est pas le cas, ne vous inquiétez pas. En reprenant les exercices qui ciblent le bas du corps pendant au moins 2 semaines à raison de 3 séances par semaine, vous allez renforcer cuisses et fessiers et, next time, vous exploserez ce test !

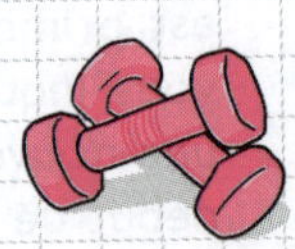

Je continue de me gainer, ni vu ni connu !

Le gainage va devenir un véritable art de vivre au quotidien. À la maison, au bureau, dans le métro, en faisant la vaisselle… À tout moment de la journée, profitez de temps morts pour renforcer votre gainage. Plus vous entretiendrez vos muscles, plus ils seront forts !

Au réveil : avant de vous lever, étirez-vous. Grandissez-vous comme si l'on vous tirait sur les bras et les jambes. Pensez à contracter vos abdos.

Dans la salle de bains : quand vous vous brossez les dents, redressez-vous, sortez la poitrine, contractez les fessiers, rentrez le ventre.

Dans le métro : ne vous tenez pas aux barres, tentez de garder l'équilibre, les pieds écartés à la largeur du bassin, les abdos serrés.

Au bureau : pour muscler votre équilibre et vos abdos, remplacez votre chaise par un Swissball®, à utiliser quelques minutes ou heures par jour (vous devez être à hauteur de votre ordi, les bras posés sur le bureau).

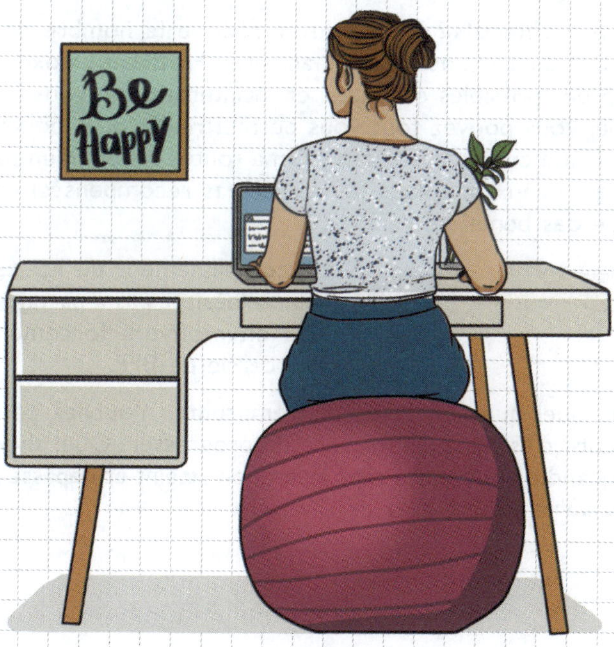

Conclusion

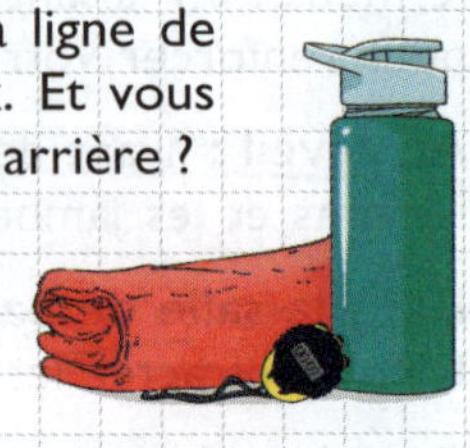

Et maintenant ? Gardez le cap ! Ce programme vous a mise sur la ligne de départ d'une nouvelle vie plus healhty sans jamais être ennuyeux. Et vous avez passé la ligne d'arrivée haut la main. Comment faire marche arrière ? Impossible ! Maintenant que vous avez goûté aux joies et à l'énergie que procure le sport, au plaisir de voir sa silhouette s'affiner, ses muscles se dessiner, au bonheur de prendre soin de son corps en éliminant la bad food… Pas question de revenir en arrière.

Vous n'avez pas atteint vos top goals ? Pourquoi ne pas repartir pour 1 ou 2 semaines de training ? Vous connaissez désormais vos points forts et vos points faibles, vous savez quels exercices vous aimez et ceux qui vous challengent. Pourquoi ne pas vous concocter votre propre programme sur mesure en piochant dans les différentes séances ? Sans oublier bien sûr de mettre le focus sur celles que vous aimez le moins, car c'est sûrement là que vous pourrez encore progresser.

Vous avez atteint vos objectifs ? Vous pouvez réduire le nombre de séances hebdo de gainage, pour les remplacer par une nouvelle activité : Fit Ballet®, boxe, trail, cross-training, natation… Le champ des possibles est vaste, et maintenant que vous êtes au top de votre forme, vous pouvez tout vous permettre. Et puis, pourquoi ne pas embarquer une copine avec vous ? On a toutes besoin d'un petit coup de pouce, et qui mieux que vous (et vos efforts récompensés) pour convaincre une amie des bénéf' de l'effort ?

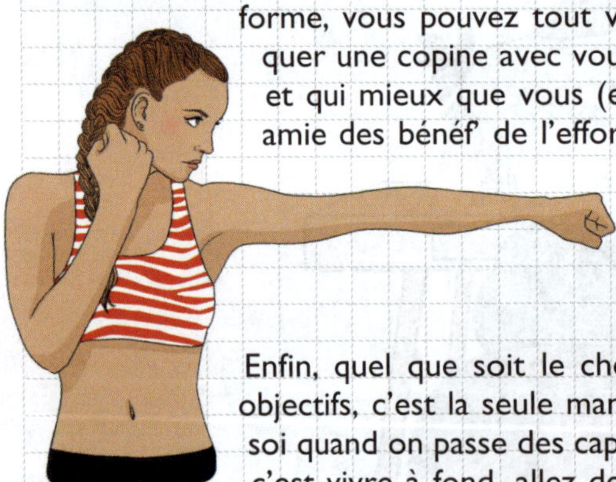

L'accomplissement de soi est un moteur puissant, n'hésitez pas à partager votre expérience, elle en motivera forcément plus d'une dans votre cercle de BFF.

Enfin, quel que soit le chemin emprunté, n'oubliez pas de vous fixer des objectifs, c'est la seule manière de progresser. Quel shoot pour l'estime de soi quand on passe des caps, quand on atteint et dépasse ses goals ! Avancer, c'est vivre à fond, allez de l'avant !

Carnet d'adresses

Les sites de Jessica Xavier

jessicaxavier.canalblog.com
Instagram : @jessicaxa

Les sites d'Adams Soulaimane, éducateur sportif

www.erasport-coach.com
Instagram : @erasport2017
www.facebook.com/erasportcoaching.erasport.9

Les sites de Géraldine Lizard, coach sportive et gérante d'un studio fitness

www.studiofitnessclub.com
www.facebook.com/Ge.lizard
Instagram : @gelasportive

Pour manger healthy

www.100-vegetal.com
L'appli Too Good To Go (pour repérer les petits commerçants autour de chez soi et lutter contre le gaspillage)

Mes petites boutiques en ligne préférées

https://womenlab.cc
www.fabletics.fr
www.domyos.fr
www.decathlon.fr
www.anima-athletica.com
www.planet-fitness.fr

Aller plus loin dans la prépa physique

www.irbms.com
www.personal-sport-trainer.com

Bibliographie

L'Assiette du sportif, Axel Heulin et Coralie Ferreira, Hachette, 2016.
Fitness et Gainage, Jennifer DeCurtins, Vigot, 2016.
La Bible de la préparation physique, Didier Reiss et Pascal Prévost, Amphora, 2017.
Gainage et Musculation profonde, Alexandre Lebkowski, Mango, 2017.
Pilates : anatomie et mouvements, Dr Abby Ellsworth, Le Courrier du Livre, 2012.
Tout vient du ventre (ou presque), Danièle Festy, Pocket, 2018.
« Les Françaises et leur corps », Sondage Ifop pour *Femme Actuelle*, mai 2013.

Remerciements

Jessica Xavier remercie :
Merci à mon éditrice Juliette Collonge pour sa patience, son regard et pour avoir su jongler avec brio avec mon emploi du temps.
Ce cahier n'aurait pas été aussi abouti sans la disponibilité des coachs qui m'ont accordé de leur temps.
Ma plus profonde gratitude à Adams Soulaimane bien sûr qui m'a accompagnée tout au long de ce projet avec beaucoup de générosité et de pertinence. Ses conseils et sa disponibilité ont été d'une aide précieuse.
Merci à Géraldine Lizard, coach multi-casquettes et multi-talents, un vrai tourbillon qui a toujours répondu présente !
Un grand merci à mes amies pour leur présence et leurs encouragements, un moteur ultra puissant.
À mon père, sans qui je ne serai peut-être pas devenue journaliste. À lui, le boxeur et runner qui m'a enseigné l'importance de se bouger. Les petites graines finissent toujours par germer !
Enfin, une pensée pour ma mère, ma bonne étoile qui ne cesse de briller chaque jour au-dessus de ma tête.
Adams Soulaimane remercie :
Un grand merci tout d'abord à Jessica pour sa confiance sur ce projet et son enthousiasme tout au long de l'écriture. Elle a l'art de rendre un projet facile grâce à sa passion pour transmettre les secrets du bien-être.
Profonde gratitude à Will, un de mes premiers mentors dans le domaine du coaching. Il m'a donné les bases et transmis les acquis qui m'ont permis de me lancer dans ma carrière.
Bien sûr, n'oublions pas la famille, avec qui je partage chaque moment de ma vie. Merci pour son précieux soutien.

LES BEAUTIFUL GIRLS,
C'EST TOUTE UNE COMMUNAUTÉ !
Retrouvez plein de bonus, de conseils feel good,
des recettes, des trainings,
et des actus tendance **MADE BY MON CAHIER !**

Un lieu rien que pour vous :
http://mylifeisbeautiful.fr/
Une communauté de filles stylées :
VOUS DÉCHIREZ
mylifeisbeautiful.fr mylifeisbeautiful.fr

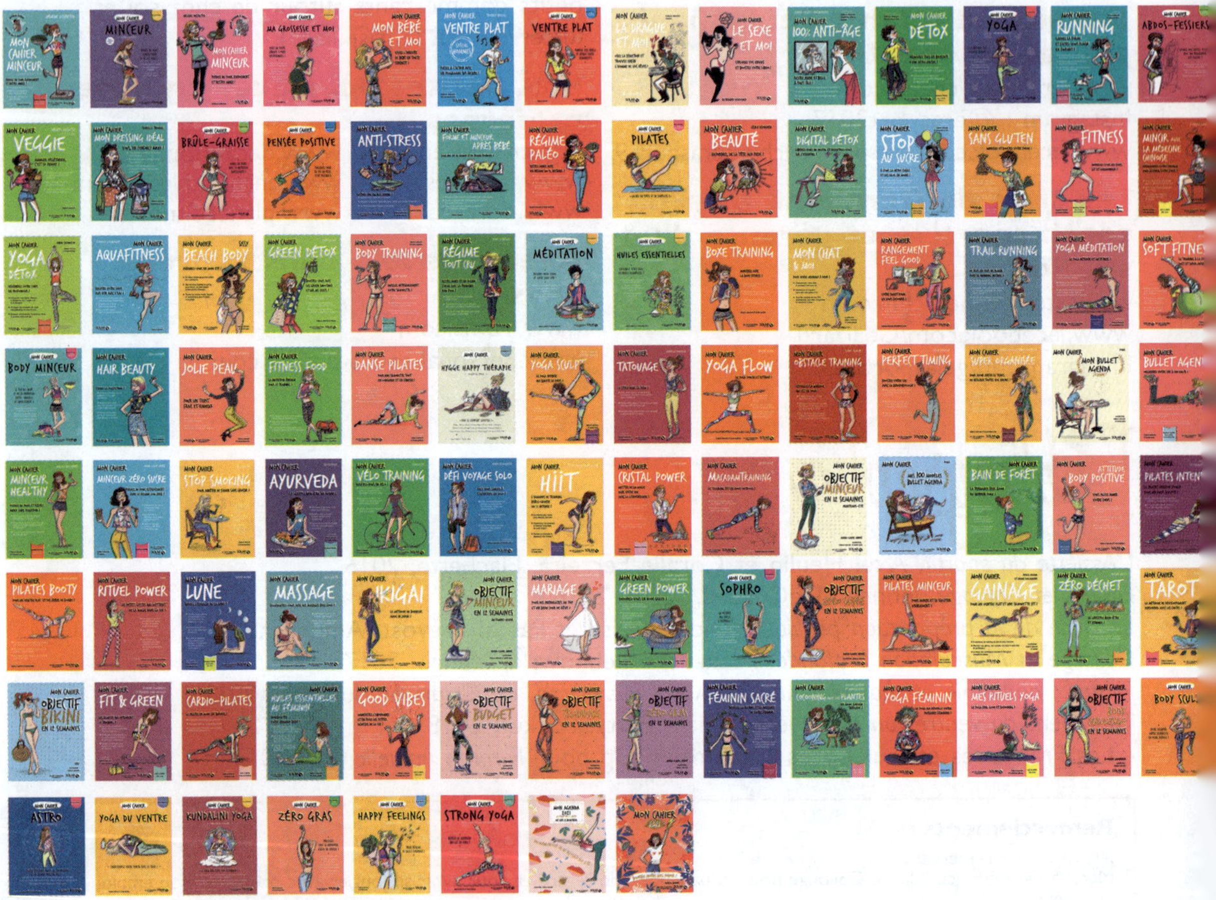

Direction : Jean-Louis Hocq
Direction éditoriale : Marion Guillemet-Bigeard
Directrice de collection : Juliette Collonge
Édition : Gwladys Greusard
Conception et mise en couleur de la couverture : Stéphanie Brepson
Conception des cartes : Sophie Delannoy
Mise en pages : Nord Compo
Fabrication : Laurence Duboscq

ISBN : 978-2-263-15840-7 – Code éditeur : S15840P-04
Dépôt légal : février 2019
Imprimé en France par Clerc
94, rue de la Brasserie, 18200 Saint-Armand-Montrond

Solar, un département d'Édi8
92, avenue de France,
75013 Paris

FSC www.fsc.org
MIXTE
Papier issu de sources responsables
FSC® C003309

SolarEditions
solar_editions
mylifeisbeautiful.fr
mylifeisbeautiful.fr